蒋竞雄 著

长高不再是梦想

家庭版

北京出版集团
北京出版社

U0391271

图书在版编目（CIP）数据

长高不再是梦想：家庭版 / 蒋竞雄著. — 北京：
北京出版社，2021.2
ISBN 978-7-200-16336-0

Ⅰ. ①长… Ⅱ. ①蒋… Ⅲ. ①儿童—生长发育—手册
Ⅳ. ①R339.31-49

中国版本图书馆CIP数据核字（2021）第033769号

长高不再是梦想 家庭版
ZHANGGAO BU ZAI SHI MENGXIANG

蒋竞雄 著

*

北 京 出 版 集 团
　　　　　　　　　　　　　出版
北 京 出 版 社

（北京北三环中路6号）

邮政编码：100120

网　　　址：www.bph.com.cn
北 京 出 版 集 团 总 发 行
新 华 书 店 经 销
河北宝昌佳彩印刷有限公司印刷

*

720毫米×1000毫米　　　1/16　　　20.5印张　　　197千字
2021年2月第1版　　　2022年2月第2次印刷
ISBN 978-7-200-16337-7
定价：58.00元
如有印装质量问题，由本社负责调换
质量监督电话：010-58572393

前言

　　自1991年学习骨龄评价技术，我便对身高促进产生了浓厚的兴趣。身高干预在少年运动员中的应用，让我不禁产生让更多孩子受益的想法。在从事儿童身高促进20多年的实践过程中，我对自己的孩子、亲戚朋友的孩子、同事的孩子等上百名儿童进行了身高、体重和骨龄的监测，采取了合理营养、适当运动、充足睡眠、良好情绪、疾病预防的综合身高干预方法。在孩子们获得良好身高促进效果的同时，我深深体会到从促进身高生长速度和调控骨龄生长速度两大方面干预身高的妙不可言。这使我对非疾病状态下正常身高范围儿童的身高促进积累了丰富的经验。经过身高促进干预的很多孩子都已经长大成人，我看到，当初很多遵从我的干预方法的孩子实现了理想的身高，同时，我也看到，不少自以为是的家长在孩子身高方面留下的深深遗憾。

　　2007—2012年，我有机会和韩国首尔曙帧医院副院长韩政树博士进行密切接触，深入学习和探讨了韩国在儿童身高促进方面的经验，并总结出身高综合干预的六大方法。我倡导的身高促进，虽然以家长对孩子的期望身高为导向，但不是想长多高就能长多高，而是个性化地评价实现期望身高的可能性，针对期望身高进行个性化的指导。我曾经接触过无数家长和许多已经长不高的孩子，这些家长中的绝大多数都不了解身高生长的基本知识，也没有对孩子用过身高的保健干预和监测方法。在孩子成长的过程中，只是以学业和高考为指挥棒，待孩子身高生长接近停止时才醒悟，却是悔之晚矣。这些家长的共同心声是：关于身高的事情，我知道得太晚了。我经常想：如果我的女儿，只能长到150厘米出头；如果我的儿子，只能长到160厘米出头，虽然达到了正常身高水平，但是让孩子以这样的身高走完他的人生，作为家长会有着怎样的遗憾与不甘。

我写这本书的主要目的是想让更多的家长了解关于身高的那些事儿，帮助更多的孩子减少身高的遗憾，让更多的孩子实现身高的梦想。要想达到这一目的，首先要提高广大儿童保健工作者有关身高促进方面的服务能力和知识水平，通过健康教育和宣传，让家长明白儿童身高干预的可能性，让有需求的家长知道去何处寻求帮助。让更多的儿童保健人员参考并学习身高促进的相关知识，服务更多有需要的家庭——这也是我写这本书的另一个目的。

本书的写作是我在出差过程中完成的，自2015年3月31日在贵阳动笔开始，至2017年12月完稿。全书的写作历时两年多，大部分的内容是我在机场候机和空中飞行时写的。本书的案例，全部来自于我接触过的孩子和家长，以及我培训过的儿童保健人员，可以说都是我亲身经历的事情，只是时间、地点和姓名有所改变而已。在把这些案例化作文字的过程中，那些鲜活的人物都在我脑海中呈现，我力图尽量把真实的情况记录下来。当然，为了增加可读性，我也进行了一些场景的修饰。

在本书面世之际，我深深感谢我的导师丁宗一教授，他是我从一名面对个体患儿的基层儿科医生成为提高儿童健康水平的儿童保健人员的领路人，是他带我走入儿童骨龄评价的专业领域，并不断敦促我要发表著作。感谢我国儿童青少年骨龄国家行业标准起草人张绍岩教授，他那句"天下做骨龄评价的都是一家人"的话，让和他从未谋面的我对他肃然起敬。他不辞劳苦，以科学严谨的态度在我国儿童保健队伍中培训了大批骨龄评价技术人员，实践着体育和医学融合的模式。感谢我的朋友赫荣乔教授，他以强大的文献综述能力和科研优势，在身高生长生理学领域查阅了大量国内外文献资料，为身高促进获得了科学的理论依据，并将相关知识传授给广大儿童保健人员，也使我在本书撰写过程中底气更足。感谢我的大学同窗刘智明主任，他在中国医师协会继续教育培训的平台上，在国内率先举办儿童身高促进门诊建设培训班和骨龄评价培训班，让我的身高促进经验能为广大儿童保健同行所用。同时，也让越来越多的儿童保健人员在工作中运用身高促进技术服务于有需求的儿童和家长，还让更多的儿童保健人员对本职工作有了全新的认识和价值体现。感谢我的好友伍学勤主任，她以健康管理的工作经历帮助我不断强化对儿童健康理念的认识，对我"疾病诊治、疾病预防、潜能发挥、心愿满足的儿童健康管理需求层次"的提出有极大的促进作用。她的推广意识和理念极大地影响着我去积极推广身高促进技术，使我在阻力重重和反对声不断的情况下，仍然坚持对有需求的儿童保健人员提供身高促进的技术支持。感谢我的弟弟蒋谦益老师，在他女儿身高促进的过程中，对我的绝对信任和各项干预方案的无条件服从和坚决执行，对我积累和丰富身高促进临床经验给予极大的帮助。感谢我的侄女芸儿，克服种种困难，以极大的毅力实践着身高促进的干预措施，努力朝着自己的长高梦迈进。感谢北京出版集团《父母必读》杂志的信任和厚爱，在我的书稿尚未完工之时，便与我商榷出版事宜，并安排人员为本书进行文字整理。是出版社各位相关人员的辛勤努力，才能让我的书稿呈现在大家面前。

我国县级以上妇幼保健机构共有3000余家，我有一个梦想，希望在我有生之年，能看到至少2000家妇幼保健机构的儿童保健科开设身高促进门诊，每个身高促进门诊能有至少一名儿童保健人员掌握骨龄评价技术。现在，全国已经有数百家机构开设了身高促进门诊，希望本书的面世，更加促进这一梦想的实现。

导言

在本书中，我提出了身高管理的理念。

身高是一个健康指标。联合国儿童基金会关于全球儿童营养问题框架中描述的儿童健康远期指标中，第一个就是成年身高。世界卫生组织设定的2012—2025年全球六大营养目标中，第一个也是儿童身高的目标。我国国务院《中国儿童发展纲要（2011—2020年）》中，也有儿童身高的指标。

身高既然是健康指标，那么如何评价这一健康指标呢？从疾病的角度，当儿童身高低于同年龄、同性别、同种族参照标准的第3百分位数以下，界定为生长迟缓或矮小。然而，健康不仅仅是非疾病状态，健康管理应该包括疾病状态下的健康改善，预防疾病、保障健康，健康潜能发挥和满足健康心愿4个方面。对于身高这个健康指标，除了疾病的界定以外，应该由谁来设定满足心愿的理想身高呢？我国相关文件资料对此有较为清晰的描述：居民健康的第一责任人是居民本人，儿童健康的责任人是监护人或养护人。因此，儿童的期望身高，应该由家长来设定。令人遗憾的是，目前，我国以疾病为导向的儿童保健服务中，基本不过问家长对儿童身高的期望，仅由医生判断儿童身高是否处于疾病状态。这可能是多数人认为身高管理不可能实现的主要原因。

期望身高能否实现？实现的可能性有多大？这些都需要进行综合的、个性化的评价。

首先，要评价孩子当前身高和期望身高的差距。差距越大，实现期望身高的难度就越大；年龄越大，弥合差距的机会就越小。其次，通过评价遗传潜能发挥的程度，可以了解环境因素对孩子的身高生长起了促进作用、阻碍作用，还是没起作用，可以为身高促进指明方向。若环境因素阻碍了儿童身高生长，而我们也没有及时对它进行干预，儿童实现期望身高的可能性就降低了。最后，评价生长速度是否符合期望身高。如果期望身高在平均水平之上，那么每年身高的增长值也应该在平均水平之上，那样实现期望身高的可能性才大。对于3岁以上的孩子需要评价其身高是早长还是晚长。每个孩子身高停止生长的年龄是不一样的，但是，一般情况下，所有孩子身高停止生长的骨龄是相同的。男孩骨龄16岁、女孩骨龄14岁，此时，他们的身高生长基本上停止了。骨龄比年龄大，称为早长；骨龄比年龄小，称为晚长。只有根据骨龄评价孩子身高水平，才是最准确的。如果孩子的期望身高是平均水平，那么只有骨龄的身高水平每年维持在平均水平，将来实现期望身高的可能性才大。

决定身高水平的重要因素是每增长1岁骨龄所增长的身高，即骨龄身高生长速度。因此，身高促进的方法，可以从促进身高生长速度和调控骨龄生长速度两个方面着手。每一个方面的方法，从弱到中到强又可以分为三级。

除疾病早期防治外，合理饮食、适宜的营养素补充、适当的运动、足够的睡眠、良好的情绪、定期生长监测、预防超重肥胖，都是身高促进的有效手段，也是每个家庭都可以采取的成本较低、易于实施的方法。

身高促进不是梦，通过设定期望身高、定期监测身高体重和骨龄、个性化评价生长发育状态、科学合理地进行干预，可以极大地提高实现理想身高的可能性。通过身高促进，可以对儿童健康进行全方位管理，培养健康的饮食习惯，选择适宜的营养素来补充膳食营养的不足，养成主动运动的习惯，保障足够的睡眠，维持良好的情绪，维持适宜体重，早期防治疾病。这样综合的身高促进方法不仅有助于达到理想的成年身高，且对儿童一生的健康有益。

党中央发出了"健康中国"的倡导，提出"没有全民的健康，就没有全面的小康"。少年强则中国强，从儿童健康的角度，我们可以提出"长高中国梦"：通过全社会的共同努力，经过10~20年，使中国18岁青少年的平均身高，多长1~2厘米！身高管理的理念和实践，将是实现这一梦想的途径。

目录

第一章

永远错失的身高

我以为他还能长呢

8月中旬，这是北京一年中短暂的一段"桑拿天"，我在郊外农庄的地里给花儿们浇水，手机响了，是朋友虹虹的电话："亲，你明天有空吗？"我问："什么事啊？"

虹虹的声音里透着迫切："我哥哥一家子从加拿大回国探亲，关于孩子身高的事情，想咨询一下你这个大专家。"

虹虹的哥嫂移民加拿大二三十年了，一直定居在多伦多。他们育有一儿一女。女儿20岁，在多伦多大学上二年级。儿子17岁，上高中，个子不高。由于儿子最近一段时间没怎么长个，她哥挺着急，在网上查到北京有一家增高机构，说是可以通过针灸的方法，让已经闭合的成长板打开，再通过服用中药让已经停滞的身高继续增长。据说，一次针灸要5000元，一个中药方子要3000元。虹虹觉得这事不靠谱，可她哥坚持要去试试看，说："尽力了才对得起儿子。"

虹虹在电话里说："我哥相信专家，我就把你搬出来了，说你是身高干预方面真正的专家。我哥在网上看了看你的情况，迫切地想向你请教呢。"

我和虹虹也算是多年的老朋友了，她开口求助，我不好意思不应。第二天，我如约见到虹虹哥哥一家。虹虹哥哥五官端正，身高偏矮，大约168厘米，有点儿大大咧咧、不拘小节的样子。虹虹嫂子笑容满面，五官精致，比较漂亮，身高约160厘米。他们的女儿身材匀称，身高大约165厘米，穿着牛仔裤和T恤衫，充满青春健康的气息，满脸热情洋溢，笑起来很美，无论身材还是长相，都吸取了父母的优点。再看他们的儿子，我不禁流露出遗憾的神情：小伙子身高最多160厘米出头，身材粗壮，嘴上长着不太茂密的胡须，满脸的青春痘，活脱脱一个青春晚期的青少年。

"这孩子再长高的可能性几乎为零了。"我在心里叹息着。接过虹虹哥哥递过来的手骨片，对着窗户的光线一看，果然如我所料，一张没有任何长高空间的手骨片。

我耐心地对虹虹的哥嫂解释：手骨可以说明下肢骨的生长状况，长高需要有成长板存在，孩子手骨片上成长板全部消失了，应该没有长高的可能了。成长板，又称为生长板，指的是骨头两头的分裂组织，俗称脆骨，它分裂出新的细胞，使骨头长粗长长。发育结束后分裂组织会钙化，成为正常成年骨头。一般来说，当分裂组织钙化以后，身高就不会再长了。

我问虹虹哥哥："自去年夏天到今年夏天，孩子的身高长了多少？"

他摇摇头说："几乎没有长，正因如此我们才着急了。"

我说："如果前一年的身高增长仅仅1厘米左右，以后再长高的可能性就很小了。"

虹虹哥哥不甘心地问："我们在网上查到北京的一家增高医院，我昨天也去咨询了。那里的医生极力建议治疗，说保证可以用针灸打开已经闭合的成长板，再用中药促进身高增长，还给我开了中药方。"他拿出两张A4的打印纸，上面密密麻麻地写满了各味中药。我还从来没有见过哪个医生一次给患者开出上百味中药治病的，那得用多大的一口锅来熬药啊，1剂药估计得喝1周吧。

虹虹哥哥见我看完中药处方，满怀希望地问我："您觉得是不是可以去试试呢？以前工作忙，也是认识和观念的偏差，觉得孩子还能长。现在似乎到了最后的时刻了，我想尽最大的努力，让孩子试试，花多少钱都没有关系，也算对得起孩子，不遗憾了。您觉得这个打开成长板促进长高的方法靠不靠谱呢？"

我非常认真地对这位执着的父亲说："以我的学识和临床经验，这种方法完全不靠谱。成长板一旦闭合，根本无法打开，因为那是软骨完全钙化后的结果。"

我想，凡事皆有可能，我也不敢把话说得太绝对。因此补了一句："当然，我学识有限，孤陋寡闻，也许有我不了解的最新的增高技术。不过我还是建议，你们不要去试了，十有八九会让孩子失望的。"

我感叹，生长在加拿大的男孩子，居然只长到160厘米出头的身高，实在太不可思议了。我不禁好奇地问："孩子在加拿大一直都接受儿童保健吗？"

虹虹嫂嫂说："是呀，每次去做保健，我们都会问医生，孩子是不是太矮了，怎样才能长高一些呢？孩子的私人保健医生总是说，你们做父母的就不高，孩子这样的身高也算是正常的，你们亚洲人通常晚长，也许孩子将来还会长的。

"孩子进入青春期几年后，身高长得慢了，我们去咨询医生，医生仍然告诉我们，不用着急。

"听说拍个手骨片，可以知道孩子身高还能长多少，我们也想给儿子拍一个看看，可是私人保健医生不给拍，说不需要。孩子这一年身高几乎没怎么长，这次回国首先带他去医院拍了个手骨片，医生说孩子的身高已经长完了，我们这才慌了神，四处求医问药，看看还有没有办法可想。"

听着虹虹哥嫂的叙述，看着这个身材矮小的大男孩，我的心中充满了遗憾和心痛。多少家长都是在"我以为他还能长呢"的盲目期盼中错失机会，本来可以为孩子长高做些事情，却因为无知或者求助无门，把无尽的后悔留给了孩子和家长自己。

我女儿怎么可能这么矮

小安是一家跨国公司的白领。她有两个如花似玉的女儿，大女儿15岁，身高168厘米，亭亭玉立，知书达理，是个人见人爱的姑娘。小女儿看上去敦敦实实的，性格开朗活泼。小安两口子个子都挺高，觉得两个女儿长高是理所应当的。

最近这20多年我潜心钻研身高促进，随身携带的包包里一般都带着我国《0~18岁儿童青少年身高、体重百分位数值表》，逮谁都想给人家孩子评价一下身高。去年春节过后不久，小安来找我沟通工作，并请我吃饭。等着上菜的空闲，我又忍不住犯了老毛病，开始我例行的身高评价询问："小安，你家二千金多大了？"

"已经11岁半了。"

"现在多高呢？"

"147厘米，在她同学中好像不算高呢。"

"体重多少？"

"40千克，体重和身高有关系吗？"

我不搭理她的话茬儿："你希望她长多高呢？"

"这还能自己选啊？"小安一脸惊愕，"我不希望她长太高了，170厘米就可以啦。"

我心想，她觉得她小女儿现在和同龄孩子相比属于偏矮的，却希望孩子将来长到170厘米，只怕是做梦呢。我不禁试探着问："你觉得她能长到170厘米吗？"

小安往嘴里送了一口菜，身子往椅背上一靠，脸上流露出颇有把握的神情："我家老二比老大营养好，遗传也不错，身高超过她姐姐应该没有问题吧。"

"这又是一个对孩子身高想当然、盲目乐观的家长。"我一边轻叹，一边从包包里掏出我国《0~18岁儿童青少年身高、体重百分位数值表》，找到女孩11岁半年龄的那一行，指给小安看，"你家小女儿的身高现在是第25~50百分位数。"

小安听得一头雾水："什么位数？正常吗？"

我认真解释："11岁半的一群女孩，最矮的那个是1分（第1百分位数），最高的那个是100分（第100百分位数），你家小女儿是25分。如果低于3分（第3百分位数），那这个女孩就矮得不靠谱，很可能生病了，需要尽快去就医，排除一下生长激素分泌不足、甲状腺素水平低下等内分泌疾病。"

小安恍然大悟地点点头："我明白了，闹了半天，我家老二的身高是中下水平啊，原来我只是觉得不算高呢。"

我继续自顾自地评价着："每个孩子的身高生长都有自己的轨迹和规律，你家小女儿现在的身高在25~50分的水平，如果没有任何干预的话，未来的身高很可能也在第25~50百分位数的水平，也就是不到160厘米的水平。"

小安一听，惊得把刚夹到嘴边的一块肉掉到了面前的汤碗里，溅了一身油渍。她顾不上擦拭，满脸疑惑地问："怎么可能连160厘米都长不到呢？我都有165厘米高呢。"

我无限同情地看着她："希望奇迹会出现。但理想很丰满，现实通常很骨感。"

小安低头沉默了片刻，忽然想起了什么似的，一张俏脸上满是期待地说："我听说身高分早长、晚长，也许我小女儿是晚长呢。我当年就属于晚长型的，上大学后还长了1厘米呢，好像晚长也会遗传吧？"

我点点头："你说得对，身高有早长、晚长之分。但你没有证据，怎么能断定你小女儿就是晚长呢？"

我换了一个话题问小安："你觉得你小女儿的体形是苗条型、匀称型还是粗壮型呢？"

"体形和身高有关系吗？"她喝了一口汤，皱起眉头。

"有一定的关系。"我点点头，接着说，"正常范围内，不同年龄孩子身高和体重的标准分为不同的档次，身高从矮到高、体重从轻到重，都可以分为第3、第10、第25、第50、第75、第90、第97百分位数7个档次水平。如果孩子的身高和体重在同一个档次，属于匀称型；如果身高的档次比体重的档次高，属于苗条型；如果体重的档次比身高的档次高，那就属于粗壮型。"

小安不愧是博士，闻弦歌而知雅意，马上对她的大女儿进行了评价："我家老大体重只有51千克，她的体形应该是苗条型。"

我指着放在一旁的数值表，对她说："对，你看，你大女儿身高得分是90分，体重是50分，身高的档次大大高于体重的档次，绝对的苗条身材啊。"

"那你帮我看看我家老二的身材还算匀称吗？"

"这孩子身高在第25～50百分位数，体重在第50～75百分位数……"我不得不直言相告，"以我探索身高促进多年的经验，苗条型的孩子，身高晚长的可能性比较大；而粗壮型的孩子，身高早长的可能性比较大。你还在梦想着你家老二会不会是晚长，依我看，不早长就算是她的运气了。"

看着一脸沮丧和失望的小安，我心中不忍，忙安慰她："不过呢，我说的也不算数，你也别郁闷，有空带孩子去医院拍个左手手骨的X光片，拿给我看看就清楚了。"

想起从前那些朋友拿来让我帮忙看骨龄的质量很差、模模糊糊、不完整的片子，我又忙不迭地叮嘱："手骨片一定要拍清楚，大小和孩子的手一样大的，要拍到手指尖和手腕部的啊！"

这顿饭小安吃得心事重重，刚听我说完，她点着头、拎着包飞快地走了，把我扔在饭馆结账、打包。

你怎么知道我孩子不长了呢

和小安一起吃饭谈及她女儿身高的事情后没几天，我在广州出差时接到小安的电话。她开口就无比急迫，连常规的问候语都省略了："我女儿的手骨片拍好了，你今天在办公室吗？我想把片子给你送过去看看。"

我心想，平时慢条斯理的小安这回是真的着急了。我告诉她，我正在广州出差，过两天才回北京呢。我在心里暗自好笑，这种"当时着急如同火上房、过后松散好似水上漂"的家长真的见过太多了。放下电话，我又投入到繁忙的身高促进培训和督导工作中去了。

从广州回来的翌日清晨，我刚出单位的电梯，就看见走廊尽头的办公室门前小安熟悉的身影。

"小安！"我惊讶地打着招呼，"这么早就来啦？等很久了吗？"

她红着脸说："不好意思啊，追你这么紧，我心里着急啊！"

小安随我进了办公室，赶忙拿出她小女儿的手骨片给我。她说，那天回去后，她就带小女儿到附近的医院去拍手骨片。幸亏事先听到我嘱咐过拍手骨片的注意事项，不然还真会出状况呢。

"片子出来后，我吓了一大跳。我小女儿的手骨片有小西瓜那么大，布满了一张硕大的X光胶片。我记得你说过，手骨大小应该和孩子的手一样大，不放大也不缩小。我赶紧向医生说明手骨片大小的要求，那个医生还算不错，按照我的要求又给我出了一张片子，就是这张。"小安指着我拿在手里的片子。

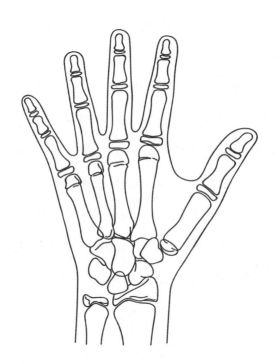

———● 图 1-1 手骨大小和孩子的手一样大，要拍到手指尖和手腕部

我打开计算机，利用骨龄评价软件很快把片子评价完了。

我把评价报告打印出来交给小安，她低头看着，好半天没吱声。

抬头忽闪着黑长的睫毛，指着那个预测成年身高154厘米的结果问我：

"这是真的吗？"

我实话实说："你小女儿的骨龄已经11.8岁，按照这个骨龄，她147厘米的身高大约位于第25百分位数，这个百分位数对应的成年身高大约154厘米。"

小安不甘心地问："我小女儿还没有来月经呢，怎么可能才长这么高呢？"

我举着这张手骨片，对着窗户的光线，对小安解释道："你看，大拇指下面手掌骨的内侧有个小圆骨头，叫种籽骨。这个小骨头在青春期之前是没有的，一旦出现，女孩子一年左右就会出现初潮。你小女儿的种籽骨已经很大了，应该很快就会有初潮。而且，你说你小女儿这一年身高长得很快，已经开始了生长突增，我国的女孩一般在骨龄12岁左右时出现初潮。你女儿的骨龄已经11.8岁，也符合这一规律。"

"这难道表示我小女儿长到154厘米，身高就封顶了吗？"小安不解地问。

"我只是按照一般的规律来推测你小女儿的身高生长潜能，我国女童在初潮后通常身高生长的空间就比较小了，平均5厘米左右，一般继续长2~3年，到骨龄14岁，身高生长基本上就停止了。"

"我的天哪！"小安一声惊呼，"154厘米的身高也太矮了，还有什么办法可想呢？"

我叹口气："长高的空间已经不多了，我给你小女儿制订一个身高管理方案，咱们尽力而为吧。"

被我"洗脑"后，小安在身高方面的意识和知识水平都和从前不可同日而语，她还经常和有孩子的朋友交流身高的事情，并不时给我揽事儿，让我帮忙评价孩子的骨龄。

有一天，她火急火燎地给我打电话，说要给我快递一张手骨片，是她好朋友的女儿的。她好朋友身高165厘米，孩子父亲身高180厘米，身高都挺高的，孩子13岁半，身高156厘米，最近半年几乎没有长了，家长挺着急的。在小安的鼓动下，她的好朋友带孩子去拍了手骨片。

我收到片子然后拿出来一看，晕！拍了两张，一张没有手指，只有手掌和手腕，另一张更离谱，是个侧面的，5根手指重叠在一起。

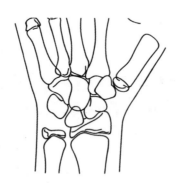

——● 图1-2 错误的手骨片，没有手指，只有手掌和手腕

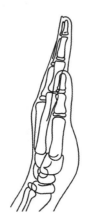

——————● 图1-3 错误的手骨片，侧面图，且5根手指重叠

我马上给小安打电话："你寄来的片子都是废片，全都没法评价，赶紧让你朋友带孩子重拍。"

放下电话，我又把那孩子的片子拿出来看了看。这一看我才发现，片子上显示孩子的手腕部桡骨和尺骨的成长板都已经闭合了。

一般而言，掌骨和指骨的成长板闭合后，桡骨和尺骨的成长板才最后闭合。这又是一个带着遗憾身高封顶的孩子，我无限感慨，赶紧告诉小安，不用重新拍片了，这孩子没有长高的可能了。

不难想象，当小安的朋友听到这个结果时，是怎样的惊愕、失望和遗憾。

身高是否还能长，拍个手骨片就清楚了，如果片子上显示成长板全都闭合了，那基本上没有长高的可能了。如果实在不死心，可以再拍一个膝关节的X光片，看看股骨和胫、腓骨的成长板是否存在。因为手骨和膝关节部位的成长板闭合时间基本一致，一旦膝关节部位的成长板闭合，一般身高就基本停止生长了，当然极少数情况下，有些孩子的脊柱还有增长，使身高继续生长，但幅度很小。

经常有一些上高中甚至大学的孩子家长问我，用什么方法可以让孩子再长高一点。在对孩子的身高进行干预之前，首先需要确定的是身高是否还有增长的可能。如果没有希望，就不要做无谓的努力了。

4个月后，小安的女儿来月经了，之后身高生长速度迅速下降。虽然尽了努力做身高促进，无奈干预得太晚了，潜能有限，最终的身高停止在156厘米。

只在心里和嘴上希望孩子长高等于零

我的小学同学阿文在广州一家国企担任领导。我俩是发小加闺密，童年曾经一起登台演出，关系一直很好。后来，我到北京读研究生，在那里成家立业，而阿文在广州安家落户。

香港回归那年夏天，阿文带着10岁的儿子来北京度假，在我家住了一晚。当时我对身高的认识程度还没有现在这样深刻，但我发现阿文孩子大我儿子4岁，身高却没有高出多少。我儿子在班上只是个中等身高，因此我判断阿文儿子身高比较矮。

晚上，我和阿文躺在被窝里深聊。除了诉说没有见面的这些年各自工作、生活、家庭的大事小节外，两个女人的话题自然转到了孩子身上。

阿文的丈夫个子不高，我试探着问阿文："你希望你儿子将来长多高？"

阿文的口气由闲聊时的轻松变得有点儿沉重："这是我生孩子之前就十分担心的事情，我希望他长到170厘米以上，但不知道我的希望能不能实现。"

在此之前，我跟着北京市体委科研所选材中心的专家学习过骨龄评价技术，了解到各地的少年体校多通过骨龄来预测少年运动员的身高来进行选材。我在20世纪90年代初期也曾经开过几年骨龄门诊，为很多孩子评价骨龄预测身高。于是，我当即给阿文提建议，明天带她儿子去拍个手骨片，我给孩子评价一下骨龄，看看他将来能长多高。

阿文犹豫着："明天已经安排带孩子去爬长城了，后天就回广州了，这次没时间了。"

我心想，皇帝不急，太监着急也没有用，但还是让她回去以后尽快带孩子拍个手骨片寄给我。

此后几年，阿文一直没有把她儿子的手骨片寄来。那时候手机还不像现在这样普及，我也没有因为这件事情写信催问她。

后来，有一次我去广州出差，约见了阿文。我俩见面照例无比开心。职位又升迁了，她一副踌躇满志的样子，请我在白天鹅宾馆吃消夜、看夜景。天南海北地聊了一通之后，我忍不住又问起她儿子现在有多高了，阿文摇了摇头："不知道，没有量，他挺矮的，在班里的个头倒着数吧。"

"你带孩子去拍个手骨片吧。"我又开始多事了。

阿文面露难色："儿子只有周末才回家，医院周末只有急诊。再说了，我平时工作太忙，根本没有时间带他去拍片啊。"

我心想，寒暑假有的是时间呀，关键看你是不是重视了。正如人们常说的那样，要做一件事情，需要十个理由；不想做一件事情，只需要一个借口。

虽然说他不是我的儿子，可我还是尽力劝说着："有空的话，还是去拍个片吧。如果实在没有时间，也可以让他吃点儿维生素AD和钙片，促进一下身高生长。"阿文嘴里答应着，可我看她那副漫不经心的表情，估计不会把我的话当回事。

阿文儿子的身高最终停止在164厘米。孩子高中毕业后，在英国曼彻斯特大学读了经济学的本科和硕士，考了注册会计师证，回国后在国际著名的会计师事务所工作。事业上做得很好，深得上司赏识和同事喜欢，对阿文两口子也很孝顺。

2010年，阿文已经升任公司培训部的总经理，统管全国几十万员工的培训，每年都举办行业精英表彰会，鼓励业绩出众的员工。

那年秋天，阿文邀请我去三亚给那些参加表彰会的员工讲讲儿童营养，让员工提高这方面的知识水平。

　　具体办事的几个年轻人刚为人父母，儿童营养和长高都是他们非常关注的内容。讲课前，他们多次和我联系沟通，让我提供个人简介，帮我美化PPT讲稿，还下载了我在中央电视台接受育儿专访的视频。

　　讲课那天，阿文也来会场听我的讲座。听完后，阿文无比感叹地对我说："天下没有后悔药啊！看来我以前太无知了！我想当然地认为孩子的身高和父母的遗传绝对有关。我家里的人都很高，如果孩子遗传我的基因，肯定不会矮；我丈夫一家都矮，如果孩子像他爷爷家的人，怎样都长不高的。因此我也就顺其自然了，心里天真地盼望着，都说儿子像妈，也许我儿子的身高会像我家人呢。"

　　阿文叹了口气："儿子长高是没有希望了，将来有了孙子，我一定要认真向你请教，可不能再留遗憾了。"

被想当然耽误的身高

　　我的大学同学小周，20世纪90年代初从海口调到北京，在一家三甲医院的消化内科做医生。我们两家住得很近，经常串门。

　　自从小周的儿子出生起，我就没少提醒她要关注孩子的身高。小周和阿文的情况及想法类似，小周的身高有164厘米，她丈夫身高170厘米出头。小周的儿子欢欢小时候长得挺像妈妈，小周便认为儿子的个头也会像她。

我曾经试探着问小周，她希望她儿子将来长多高，至今都记得小周当时信心满满的神情："至少180厘米！虽然孩儿他爸不高，但我儿子那么像我，肯定长得高。"

自从欢欢上幼儿园起，我多次动员小周给她儿子定期拍手骨片。我想，她在医院工作，给孩子拍个片子多容易啊。可是小周每次都找各种借口搪塞我，弄得我后来都不好意思了。况且欢欢的身高也一直在中等偏上水平，希望小周最终能如愿吧。

欢欢14岁那年夏天，一天晚上，我出差从机场回家，在出租车上接到小周的电话："拍手骨片应该拍左手还是右手？"

我拿着电话，丈二和尚摸不着头脑："谁的手？怎么啦？"

"我想给欢欢拍个手骨片看看骨龄。"

哦，原来是这么回事。"你怎么想明白要拍片子了呢？"我揶揄道。

"感觉他这半年没怎么长，我得看看究竟是怎么回事。正好今晚我值班，他爸爸有应酬，孩子在我这儿待着，趁着这个工夫，赶紧带他去拍个片子。"

"拍左手，正位片。片子上手的大小和孩子的手一样大，不要放大也不要缩小。"我仔细嘱咐道。

第二天，我下班回家不久，小周就上门了，递上两张片子，我正奇怪呢：明明告诉她只拍左手，难不成左右开弓了？

小周见我满脸疑惑，连忙解释道："昨晚带欢欢去拍片的路上，遇到外科同事，也带着孩子。听我说拍手骨片可以看孩子的身高，他也带孩子去拍了片子，想让你一起给看看。"

我问过那个孩子的性别、生日、当前的身高和体重、父母的身高等评价骨龄必需的信息，对小周说："你先回去吧，我晚上有空的时候给你们看片子。"

等我做完家务收拾停当，拿出那两张片子对着灯光仔细一看，遗憾涌上心头，又是两个身高没有太多生长空间的孩子。

第二天，我打电话给小周告知她结果，她第一句话就是："不可能吧，孩子才刚刚14岁，怎么就没得长了呢？"

我心里感叹，虽然同是医学领域，但是不同专业也是隔行如隔山啊。其实，她拿到片子粗略看看就应该知道长势十分有限了。因为掌指骨的成长板都消失了，只有桡骨和尺骨的成长板还有一点点缝隙。

我安慰她道："你家欢欢不算矮了，即使不长，关系也不大。"

没等我说完，小周就大嗓门嚷嚷道："173厘米还不矮啊，我觉得175厘米都不够高呢。"

小周接着和我探讨道："你看还有什么办法能让孩子再长高一点儿呢？"

我告诉她，以我目前的知识水平，好像只能去找内分泌医生想想办法，但是估计效果不会太好，因为已经太晚了。

过了几年，欢欢以优异的成绩考上了北京大学。我向小周祝贺的同时，顺便问了一下她儿子的身高。她长叹一口气："欢欢在学习上从没有让我操过心，可是这身高却没能让我如意。他的身高还是拍骨龄时的身高，后来几乎没怎么长。被我耽误了，早该听你的就好了。"

你对孩子长高没有尽力

20世纪90年代末期，我接受卫生部的任务去银川出差，作为国家级师资为卫生部和世界卫生组织合作的"儿童疾病综合管理"项目全国培训班授课和临床带教。

从北京到银川的火车上，我第一次见到了来自湖南的王医生和她儿子。王医生是一位市级医院的儿童保健医生，她因被选为省级师资接受国家级培训。王医生和几位一同参加培训的省内同行先到北京参加一个会议，然后从北京赴银川。

为了让正值放暑假的孩子见见世面，王医生带上了她的儿子。这个孩子活泼可爱，在火车上和几位湖南省一同参加培训的儿童保健医生谈笑风生。旅途中有了他的参与，让我们顿感漫长的路途不那么遥远了。

我望着这个男孩的身形，正感慨现在的孩子见多识广，小小年纪懂得那么多。

旁边一位旅客发话问："小朋友，你几岁啦？上几年级啦？"

孩子落落大方地答道："我上周刚刚过完11岁生日，下学期该上五年级了。"我一听骇然，11岁男孩的平均身高大约145厘米，可这个孩子怎么看好像身高也不到140厘米啊。

我和孩子妈妈王医生是在这次旅途中才刚认识，心里盘算着要不要和她谈谈孩子的身高。

这时，同行的一位湖南儿童保健医生对着王医生直截了当地说："你家儿子好像比较矮哦。"

"就是嘛，"王医生叹口气说，"他一直是班里最矮的，总是不好好吃饭，没办法。"

之后一周的培训，我们每天在一起学习和临床实习，很快，我就和所有参加培训的学员迅速熟悉起来。我祖籍湖南，见到湖南人格外亲近。在培训班结束前，我专门和王医生探讨她儿子身高的问题，建议她回家后尽快带孩子去拍个手骨片，做个骨龄评价。

我当时见她犹豫的样子，以为她是担心骨龄评价的事情，于是赶紧告诉她，拍了片子可以寄给我，我可以帮忙做骨龄评价。

哪知她摇摇头："片子我自己倒是会评价，对着图谱看就行，只是觉得拍X光片要接受射线，不晓得我老公会不会愿意，他总是把他家儿子当个宝。"

以后的岁月里，由于我不断在湖南做各类项目，王医生所在的单位及下属的机构经常被选为项目单位，我和她接触越来越多，也越来越投缘。

每次见面，我们都会聊到孩子，每次我都会问问她儿子的骨龄和身高。说到这个问题，王医生总是愁容满面，她说她不久前冲破丈夫的重重阻力，带孩子去做了骨龄评价，孩子的骨龄和年龄一致，身高始终比较矮。她丈夫总认为："孩子以后还会长的，现在还没到时候。"

有一次，王医生和她丈夫谈到孩子的身高问题，想劝说她丈夫每天带孩子去做做运动，她丈夫以工作忙为由百般推托。

王医生着急之中声音大了点儿，她丈夫恼羞成怒，指着王医生说："现在你还来埋怨我？儿子个子不高，都是你家的矮基因造成的。"

王医生说着，眼圈都红了。我赶紧劝她："咱们都是做儿童保健的，知道身高不仅仅取决于遗传，环境因素起2/3的作用呢，可以努力把这些环境因素营造到最好啊。除了运动，还有很多事情可以做嘛。"

王医生的儿子上高中时，曾经对她说，他是森林里的小蘑菇，终日不见阳光，所以营养不良，影响了学习成绩。因为班里的男同学都比他高，每天去操场做操时，他都在同学的身影下，看不到太阳。

王医生和我谈及这些事情时，一脸无奈。我问她是否做了些努力，她说："没有呢。我每天上班早出晚归，孩子每天下晚自习回家很晚，回家后还要继续写作业，他什么时候睡的我都不知道呢。"

上初二以后，孩子胃口大开、食量猛增，他们两口子还高兴了一阵，觉得孩子能吃了，营养有保障了。可是眼看着孩子的身材越来越粗壮，身高却没有太多起色。

王医生的儿子后来考上了省内的一所医学院，入学体检的身高只有162厘米。

第二章

身高有多重要

身高可以作假吗

我的闺密吴医生在一家三甲医院的体检中心任科室主任，是一名资深的主检。她们科室承担着全市多个学校和政府部门人员的体检工作，也是征兵体检和公务员体检机构。

又是一年一度最繁忙的体检季，大批中考、高考的学生涌入体检中心，把平时相对冷清的体检中心挤得像个农贸市场。吴医生带领的科室团队每天从早忙到晚，周末连轴转。为了表示对她辛苦工作的理解和慰问，在这批体检接近尾声的时候，我请她去吃饭、看电影。

那天，我提前下班，直奔吴医生的医院。推开房门正想催着吴医生快快换衣服下班，眼前的一幕把我惊呆了：一名小伙子跪在地上，不断央求着，"医生，医生，求求您啦，把我的身高写成170厘米吧。您行行好，求您啦。"

我的闺密正在用力拉扯着这个貌似朴实的小伙子，想把他拽起来，可这个小伙子似乎很倔："您不答应，我就不起来。"

吴医生见我来了，一脸无奈，一努嘴，示意我先在一旁等着。

她苦口婆心地劝说着这个跪地的小伙子："你的心情我理解，情况我也知道。不是我不帮你，如果你的身高在168~169厘米，我给你写成170厘米还勉勉强强。但你的身高只有164厘米，傻子都能看得出来你不到170厘米啊。如果按照你的要求给你写了，不光是我别干了，连我们体检中心也可能会关门啊。"

吴医生满脸同情地看着这个跪地不起的小伙子说:"要不这么着,你先回去,我把你的情况向我的上级领导反映一下,看能不能照顾一下,给你破个例,有什么消息我马上告诉你。"

话说到这个份上,那个小伙子才缓缓爬起来,一边鞠躬一边说:"谢谢您啦医生,您是个好人,您一定要帮我啊,不然我就完了。我的手机号写在体检表上了,我叫马小明。"

等这个小伙子出去后,我一脸诧异地问:"这是什么情况呀?"

"唉,说来话长,咱们边走边说吧,免得耽误了吃饭和看电影。我这段时间累惨了,你得好好放放血,请我吃大餐,犒劳犒劳我。"吴医生边换衣服边说。

后来我才弄明白,这个小伙子生长在湖北鄂西的大山里,家境贫寒,靠着每天在山路上奔跑,练就了一双飞毛腿,后来考上了北京体育大学。

眼看快要毕业了,就业成了马小明的难题。他的体育成绩,无法进入专业体育队伍,文化成绩也不理想,最好的出路是当体育老师。当老师需要有教师资格证,获得体育教师资格证的硬性条件是身高达到170厘米。这个条件令马小明无比沮丧,却又不甘就此罢休,因此才有了我看到的那一幕。

我试探地问吴医生:"真的可以请示领导,把他的身高写成170厘米吗?"

吴医生咽下一口菜，嘴一撇，手中筷子一挥："不可能的，每年这种情况多了去啦。"

我默默吃菜，心里为还抱着希望的马小明遗憾。

婚姻对身高的现实要求

我从刚参加工作起，就热衷于给人介绍对象。在长达30多年的业余红娘生涯中，牵线搭桥无数，虽然迄今为止还没有成功的案例，但我仍然乐此不疲。

给人介绍对象，就像把男孩和女孩放到天平上过秤，条件差不多，才有成功的可能性。当我询问女孩找对象的条件时，通常是这样的对话：

"你想找什么样的男孩呢？"

"人好就行。"

"这个条件不好衡量，有没有硬性指标，比如身高？"

"我要求不高，170厘米以上就行。"

"如果身高不够170厘米，是否考虑呢？"

作为负责任的介绍人，我需要把姑娘的底线摸清。

"这个嘛，"迟疑、低头思量、咬牙、跺脚，一副豁出去把自己打折出售的架势，"如果有房有车，也可以考虑。"

我一听，吓一跳：有车还好说，要房可不容易。北京的房价简直让人咋舌，我住的二环外学区房每平米都10多万了。我也经常跟那些养儿子的家长开玩笑，一定要把孩子养高一点儿啊，身高就是钱哪。

我的外甥女在武汉上大学，是我看着长大的，聪明伶俐。一次，我去武汉时，问已经上大四的她有没有找对象，她说没有。我问她大学同学中是否有看得上眼的，她说没有，学校男生普遍太矮，170厘米以上的都不多，没法找。

身高给孩子留下的痛

又是一年一度决定莘莘学子命运的高考季，树上的知了声嘶力竭地发出单调的鸣叫。我在办公室忙完一天的工作，正准备下班，想着先去超市买些我喜欢的零食、点心。关了电脑准备锁门，却接到老朋友晓琪的电话，说她好朋友的孩子终于高考完了，急着想找我咨询身高的问题。

我考虑到翌日起要出差好几天，就只好先牺牲下班和购物时间，在办公室继续写我的项目方案，等着他们来。

一小时后，晓琪的朋友带着她儿子进来了，我迎上去一看，这是一个身材高挑的母亲和一个挺高的男孩。

"你一点儿都不矮啊！"我对着孩子说，心里挺疑惑，都长这么高了，还来找我干什么。

"我想长到180厘米。"男孩小声说。

"你现在多高啊？"我问道。

"175厘米。"男孩用充满成熟男人韵味的低沉嗓音回答道，说话时高高凸起的喉结上下滚动着。

"你多大啦？"我继续问。

"18岁啦。"一旁男孩的妈妈抢着回答。

"我和他爸都挺高的，我165厘米，他爸182厘米，我们想着孩子怎样都能长过180厘米吧。可自从上高三这一年以来，孩子的身高就没怎么长。毕业班的孩子学习特别紧张，早出晚归的，也没顾上身高的事情，想着先把高考对付过去再说。这不，总算考完了，他感觉考得挺不错，这下总算能够腾出时间考虑孩子身高的事情了。我给他在健身房报了训练班，还买了一堆增高保健品。"

这位妈妈一边说着，一边从袋子里往外掏出几个花花绿绿的瓶瓶罐罐。

"也不知道能不能管用，死马当作活马医吧。"

说到这里，我见孩子用哀怨的目光看着他妈妈，似乎很不愿意被称为"死马"。这位妈妈好似浑然不觉，依然絮叨着："听晓琪说您是长高方面的专家，我赶紧带着孩子赶过来，真是太感谢啦，让您下班了还等着我们。您看我家孩子还有长高的可能吗？"

"听说拍了手骨片？"我问。

"是的，是的。"这位妈妈连连点头，从包里拿出孩子的手骨片。

我接过来对着窗户的光线一看，所有的成长板都消失了，已经是成年人的手骨形状。

我不无遗憾地说："几乎没有长高的空间了。"

母子俩立刻像是霜打的茄子蔫了下来，又不甘心地问我："真的没有任何希望了吗？"

我解释道："身高的高度由头颅的高度、脊柱的长度及弯曲度、下肢的长度、足弓的高度等因素决定，手骨片可以判断下肢骨的生长状态。一般而言，如果手骨的成长板都消失了，下肢骨基本上也停止生长了。不过，脊柱还有生长的可能，因为脊柱停止生长的时间通常在20岁左右。另外，还可以从脊柱的弯曲度上想想办法，比如挺胸抬头，练练身姿，身材挺拔一点儿，也会显得高一些。可是，脊柱的生长空间是十分有限的，一般难以超过3厘米。最后，还可以看看是否有扁平足。如果有的话，做一下矫正，或许也能获得一点点身高。"

在解释的过程中，我看见男孩眼中的光芒从一度燃起希望到逐渐暗淡，最后到无限失望。我的心被揪紧。对于男性175厘米的身高而言，在人群中已经处于较高水平。但是这个孩子的身高心愿，这辈子恐怕难以实现了。

留学欧美对身高的担心

前几年，我在天津市一家妇女儿童保健中心给儿童保健科的医护人员培训身高促进的相关内容。讲了一天的课，正准备收拾东西去火车站，儿童保健科主任领来一位家长，说找我指导一下。

这是一位15岁的男孩，初三即将毕业，准备去德国慕尼黑上高中。想着即将要去的学校日耳曼高个子学生多，这个身高169厘米的男孩不禁担心自己的身高。家长也怕孩子因为身高问题在学校被歧视，于是想到去医院咨询内分泌医生，想用生长激素促进身高。

专家的意见是无须用药物，因为身高正常，且身高生长潜能很少，孩子年龄偏大，身高促进效果不好。孩子的家长不甘心，所以前来求助我。家长的意见：无论是否有效，都要试一试，尽最后的努力帮孩子一把。

我看了看孩子的资料，3个月前开始用生长激素，当时身高169厘米，体重73千克。当时的手骨片显示，所有的掌骨、指骨的成长板都钙化消失了，仅剩手腕部的桡骨和尺骨端成长板的位置还有窄窄的一条缝。通常这种情况下，身高的生长潜能只有1厘米左右。

这个孩子用生长激素3个月以来，每月花去上万元的药品费用，身高长了1厘米，体重长了2千克。儿童保健科主任觉得成本太高，劝家长作罢。可家长认为，只要身高还有增长的可能，不管花多少钱，都要继续用。家长举着前两天拍的片子给我看，和3个月前的手骨片相比，似乎手腕部桡骨和尺骨的成长板还在。

我当时的建议是，既然还有长高的空间，家长和孩子也有强烈的身高促进的心愿，可以拍一张膝关节X光片，看看膝关节部位成长板的情况。如果成长板还没有消失，在监测相关健康指标的前提下，征求内分泌医生的意见，看看是否可以继续使用生长激素，但需要控制体重，3个月后再看效果，决定是否还有继续使用生长激素的必要。

此事过后大约1个月，我出差去贵州一个偏远农村地区做儿童营养项目。那时候互联网不如现在普及，住宿的小县城招待所不提供上网服务，我几天没有查收邮件。等到了贵阳准备回北京时，打开邮箱看到同一个发件人的3封邮件，我吓了一跳，因为标题都是"着急"，且惊叹号一封比一封多。

我细细一看，原来是天津那位家长写来的。家长告诉我，不久前的一天晚上给儿子测量身高，发现儿子的身高又回到169厘米了。她百思不得其解，想咨询我：用了生长激素会不会抑制身高生长呢？

我心里直好笑，给这位执着的母亲回复邮件，告诉她生长激素有很强的促进身高生长的作用，即使无法使身高生长达到理想的状态，也绝不可能让孩子的身高越来越矮。如果出现这样的现象，最大的可能是测量误差。

一般而言，早晨起床测量的身高比晚上睡前测量的身高要高1厘米左右。这主要是脊柱弯曲度的变化和椎体之间纤维软骨被挤压的缘故。此外，足弓的高度早晚测量也有一点儿差异。所以，早晚身高的差距大小，取决于这个人的体重大小、身姿变化、脊柱弯曲度、活动情况等因素。

后来，这位家长回信告诉我，孩子得出170厘米身高数据的那一次是早晨起床后测量的，看来白白花费了好几万，身高一点儿都没长，不过也算尽力了。之前只是关注孩子学习，没有早些关注孩子的身高，现在做什么都晚了，感觉真是对不起孩子。

身高和学业，你选哪个

我在湖南老家有一位好朋友叫燕子，在当地做妇幼保健工作。我和她相识的时候，她儿子上小学，是个喜爱运动的小男孩，放学后大部分时间在篮球场上度过，上课时也经常思绪神游至NBA赛场，幻想成为那里的队员。我每次去湖南看望我妈妈，都会和燕子见个面。

2011年国庆节我回家探亲，燕子约我去她家看看她新买的钢琴。上一次回湖南，燕子在我妈妈家里看到我弹琴，非常羡慕，我当即教了她一些简单的入门方法。没想到燕子动作真快，我一个月前的鼓动就产生效果了。

我和燕子约好在我返回北京的前一天见面。到了她家一看，另有一位女士在场，燕子向我介绍道，那是她的好朋友小廖，因为孩子的身高问题想向我咨询。

我刚刚在沙发上落座，小廖手里拿着一张手骨片，迫不及待地递了过来："蒋老师，真是不好意思，都没让您喘口气。我心里着急啊，我儿子个子好矮，想麻烦您看看还能长多少。"

我接过片子，随口问道："多高啊？"

"只有160厘米呢。"

"多大啦？"我接着问。

"13岁，上初二了。"

我看片子的时候，燕子一脸羡慕地对我说："她家儿子好优秀啊，小学毕业考入了长沙的重点中学，他们那个年级就他家儿子考上了。现在住校，自己管理自己的生活，成绩还排年级前十。我儿子要是能赶上她家儿子的十分之一也好啊。"

燕子儿子的学业让她操碎了心，只要看见别人家学习成绩好的孩子，都恨不得带回家养着。我看她描述这个学霸的情况时，口水都快淌出来了。

见燕子说得起劲，我也跟着附和："多好啊，如果国家政策允许，这样的孩子养10个都不嫌多。"

青春期孩子的手骨片看起来比较简单，首先需要确定的是可长的空间还有多少。

我举着这个孩子的手骨片对着窗户的方向看了看，很遗憾地发现孩子手掌和手指部分的成长板已经消失了，只有手腕部桡骨和尺骨的成长板隐约还有一丝丝缝隙，又是一个身高基本封顶的孩子。

我正在心里盘算着，该如何把这瓢凉水温柔地浇到尚存希望的小廖的头顶上时，这位孩儿妈急切地开口道："蒋老师，你看我儿子还能长高多少？拍片的医生讲，没有多少可长的希望了，我不相信。我儿子才13岁，怎么可能就不长了呢？"

我不忍和这位妈妈热切的目光对视，看着片子道："确实没有什么长高的可能了，以我的经验，也就还能长高1厘米左右吧。"

"啊！"小廖张大嘴，"怎么会这样？"

她的嘴唇哆嗦着，泪水溢出眼眶，如同断了线的珠子，从脸上滚落下来。

燕子眼见此情此景，连忙安慰道："你家儿子这么优秀，将来清华、北大肯定是随便挑。矮就矮点儿，没有关系的，上大学也没有身高要求。"

小廖抬起婆娑的泪眼对燕子说："我情愿他学习差点儿，个子高点儿。"

我忙问缘由，小廖说："学习差一点儿是有办法弥补的，应届考不上大学可以复读再考，反正高考也没有年龄限制，也就是多养几年而已。本科考的学校不满意还可以考研究生，国内的学校上不了，国外还有大把的学校可以选择。如今这社会，人活着，一看身高，二看长相。我们养的是男孩子，长相没那么重要，如果需要还可以整容，只有这身高是没有办法改变的啊。"

刚才还一个劲儿地拿自家孩子的学习和邻家孩子比的燕子在一旁听得频频点头，好像突然发现她那高大威猛的儿子，在身高方面还有如此巨大的优势。

第三章

被误区影响的身高

你关注了新生儿的身长吗

"哇……哇……"响亮的哭声在产房回荡，又一个新生命诞生在四川省一家医院的产科。我陪同世界卫生组织的一名专家来这家妇幼保健院进行新生儿早期基本保健项目的督导，观察着新生儿产后一系列保健的情况。

这是一家三甲医院，硬件和软件设施都不错，服务质量颇高。只见助产士动作娴熟地给新生儿剪断脐带，擦干他身上的液体和血迹，放到托盘上称量体重，随后把新生儿包裹好，放到产妇身边准备让她哺乳，同时用悦耳的声音对产妇说："恭喜你，生了个男孩。"

"多重啊？"产妇问。

"3 550克。"助产士回答。

产妇抓着手机，对着刚刚出生的孩子拍下了出生后的第一张照片，嘴里念念有词地计算着她儿子的出生体重合多少斤。

"哇塞，7斤1两啊！"这位初为人母的女士脸上露出兴奋的神采。

我发现她没有问她的孩子有多高，助产士也没有告知新生儿的出生身长。

事实上，我没有看见助产士给婴儿测量身长。孩子被抱到秤上的托盘里时，嗷嗷地哭着，小手挥舞着，双腿蜷缩着。如果给婴儿测量身长，需要两名医护人员共同操作，一人固定婴儿的头部，另一人压直婴儿的膝部并读测量刻度。产房的医生、护士们极其忙碌，像上足了发条的闹钟，一刻不停地工作着。动作飞快地把婴儿安顿好，又要马不停蹄地处理胎盘和产妇产后的事情，尤其是产后出血的预防。在这样的情况下，没有给婴儿测量身长也情有可原。

看完分娩现场的工作，我和世界卫生组织的专家又来到产后病房，了解母婴同室和母乳喂养的情况。

一间大病房6张床，住着当天和头一天分娩的产妇。我留意看了一下床头卡，婴儿的体重从2590克到3850克，身长基本上都是50厘米左右。我心想：这是什么时候测量的身长呢？

我从产房出来，又到给婴儿洗澡的地方看了看，见到护士给婴儿称量体重，也没有看到护士给婴儿测量身长。

事后我私下里问我一个在这家医院产科工作的朋友，她告诉我："产房忙成那样，哪有工夫给孩子测量身长啊，一般都是估计的。6斤左右的孩子估个50厘米，5斤左右的估个47、48厘米，8斤的估个51、52厘米。"

这真是一种怪象，孩子小的时候，大家都只是关注宝宝的体重。谁家生了个孩子，大家都只是过问生了个多重的孩子。我从来没有听过有谁会打听，谁家生了个多高的孩子。

可是当孩子长大以后，大家都只是关心谁家的孩子多高。找工作要看身高，找对象首先看身高，没听说哪家单位录用职工必须达到某个体重标准，也没有听说哪个年轻人找对象一定要找个体重200斤以上的。

　　针对这一误区，我最近给一家省级医院提建议，助产士接生后，首先告诉产妇的是新生儿的身长。产科病房的床头卡上，也把新生儿的出生身长写得大大的，放在醒目的位置，把体重写得小小的，放在角落里。以这样的方式提高大家对孩子身高的关注度。另外，这家妇幼保健院还听从我的建议，把我国《0~18岁儿童青少年身高、体重百分位数值表》挂在待产室的墙上、产房和产科病房的走廊里，让产妇及家属有空的时候看看。从孩子出生时起，就要开始关注孩子的身高，据说这种做法效果还不错。

长身高，别输在起跑线上

　　我同学小玉的女儿芳芳去年怀孕了，全家无限欢喜。芳芳早期妊娠反应较重，经常吐得昏天黑地，怀孕的前两个月体重不仅没长，还降了几斤，把全家人都急坏啦。3个月后，芳芳总算度过了孕吐这段昏暗的日子，全家也迎来了"解放区明朗的天"，每天家庭生活的主要议题就是如何让芳芳吃得开心。

　　小玉是个称职的"饲养员"，把女儿芳芳喂得膀大腰圆。怀孕20周时，常规孕期保健做排除胎儿畸形的B超，芳芳被B超医生告知，胎儿有点儿小，建议加强营养。这下全家再次总动员，把芳芳的胃当成大家献爱心的场所，各种营养物资轮番登场，把如花似玉的芳芳养成"巨型哺乳动物"。

分娩之前，由于孩子太大，头盆不称，医生只好给芳芳行剖宫产，最后，芳芳产下了个8斤7两、51厘米长的女孩。这个重量和长度比我国儿童的出生体重的平均水平重2斤7两、比身高平均水平高2厘米，看上去比一般的新生儿胖一圈。芳芳看到孩子，顿时感到怀孕那段既伤身体又毁容的过程值了。

由于芳芳两口子都是过敏性鼻炎患者，孩子又是剖宫产出生，生后第二天就添加了普通的奶粉，过敏高风险因素基本上占全了。宝宝月子里就开始满脸长湿疹，经常吐奶、拉肚子，每天夜里哭闹，弄得全家不得安宁。小玉甚至想，是不是应该像坊间传说的，写个"天皇皇，地皇皇，我家有个夜哭郎。行人吟上一百遍，一夜睡到大天亮"的字条，贴到小区各个角落。

芳芳两口子为了谁夜里侍弄宝宝的事情也闹得不可开交，甚至扬言要离婚。

芳芳认为，整个白天都是她自己和母亲带养宝宝，已经筋疲力尽了，所以希望晚上丈夫能承担带孩子的任务。可是芳芳的丈夫有自己的想法，白天上班也挺辛苦的，晚上还要带孩子，一天到晚不能睡觉，简直不能活啦。

由于过敏，夜里皮肤瘙痒哭闹影响宝宝睡眠，宝宝又经常呕吐、腹泻，到6个月时，宝宝身长比我国参照标准的平均水平低3厘米。芳芳辛辛苦苦奋不顾身为孩子在出生时赢得的一点点身高完全打了水漂，未来还不知道会是怎样的情况。

　　我最近也常常给一些产科医生建议，在孕中期给孕妇做常规B超的时候，测量一下胎儿的股骨长度，看看不同孕周胎儿的股骨长度和出生身长是怎样的关系。如果通过评估股骨长度，推测孩子出生时身长可以达到平均水平，孕妇就不必担心胎儿较小而过度增加饮食，继而有可能导致胎儿过大、增加剖宫产及后续发生过敏的风险。

被消夜吞掉的身高

　　志强是一名留美博士，在哈佛大学获得生物专业的博士学位，在美国国家健康研究所工作多年，成就卓著。

　　2015年年底，我们一同受邀在青岛讲学。抵达青岛当晚，我们和当地一家医院的院长及主任们一起用餐。

　　在餐桌上，我一如既往地开始宣传身高促进的理念，倡导临床和保健相结合的身高保健模式，在常规儿童健康体检中筛出生长迟缓（矮小）的儿童，转诊到儿科内分泌专科尽早明确诊断和治疗；对接近矮小的儿童加强监管，尽快发现导致生长偏离的原因，早期预防；对身高正常的孩子，除了做好影响身高相关疾病的预防之外，还应该促进孩子身高生长潜能的发挥，满足家长对孩子身高的心愿。

　　在我说得唾沫堆满嘴角时，我发现一大桌子人埋头苦吃，只有志强没动筷子。身高160厘米出头的他认真地听着,似乎对我倡导的满足心愿的身高促进很有触动。

当我说到饮食对身高的影响时,志强忍不住插话打断我。他告诉我,他家兄弟4个,他排行第三,其他几个兄弟都高大威猛,像他父母的北方身材。

志强从小学习成绩优异,也是他们兄弟中学历最高的。身高是他一生的痛,尽管他的兄弟们对他非常尊重,但是每次和他那些身材高大的弟兄站在一起时,他总是自惭形秽。从身高上看他就像个捡来的孩子。

谈及他没有长高的原因时,志强向我描述了这样的细节:他上初中时开始在学校上晚自习,由于自幼聪明,成绩拔尖,小学还跳了一级,他深受奶奶的偏爱。每天上完晚自习回到家,经常都是9点半了。奶奶总是做好一碗面条在家里等着,喜滋滋地看着他吃完面条,便催促他洗漱、睡觉。

奶奶认为,正处于长身体阶段的他,学习功课繁重,更需要加强营养。初中3年,志强就是在这样的消夜喂养中度过的,原本匀称的身材被喂成了肉球,身高不见上涨,身宽却不断地横向发展。

志强和他奶奶一直都百思不得其解:开了3年小灶,为什么养出来的他却是五短身材呢?

我一听,又是一个误区啊!

身高的生长离不开生长激素的正常分泌,而生长激素一般是在夜间呈脉冲式一波一波地分泌的。最高的一波生长激素分泌时间通常在午夜时分，也就是说，在夜里11点到凌晨1点之间。并且，生长激素的分泌和血糖水平有关。血糖水平较低会有利于生长激素的分泌，血糖水平较高则会在一定程度上抑制生长激素的分泌。

当年志强经常在夜里10点左右吃完面条，吃得饱饱的，血糖会升高。这时候睡觉，较高水平的血糖就影响了生长激素的分泌，直接抑制了一天当中生长激素分泌最高一波的峰值。生长激素分泌少了，肯定会阻碍身高的生长。

听到这里，志强一脸恍然大悟的神情："原来是这样啊，我家兄弟几个，只有我一个矮子。大家都说我光长脑子不长个子，看来还是消夜惹的祸啊。原来我的身高是被我那好心的奶奶给断送了。"

在盲目期待中丢失的身高

周末的郑州高铁站，人头攒动，我随着人潮挪向安检区。和我同行的是郑州一家妇幼保健院在我们科室进修儿童保健的医生小萌，我俩来郑州做婴幼儿过敏干预项目督导。

在验票柜台前，我俩被拦下了，工作人员说我们的车票过期了。当时，我的脑子一片空白，回过神来才想起，我俩的车票都是我在网上买的。由于这次在郑州的工作时间延长了，我记得把之前买好的车票在网上做了改签。怎么会出现这样的状况？我心急如焚。因为当天晚上7点还约好了想找我做身高促进咨询的一名北京的儿童家长。我出差频繁，那个孩子要上课，这是好不容易才约到的，本来是刚刚好的安排，可是现在一切都打乱了。

我急得团团转，不停地对小萌说："我约了家长和孩子，今晚必须要赶回北京啊。"小萌边安慰我不要着急，边掏出手机开始在网上办理购票事宜。看着她熟练地操作着，我心里好生羡慕。

"蒋老师，从现在开始到晚上8点之前所有的一等座、二等座车票都没有了。"小萌看着手机，叫道，"啊，40分钟后的还有一张特等座的，要吗？"

"要！要！"我已经顾不得特等座的价格是二等座的3倍左右，只想着在6点之前回到北京，和家长约见。

坐在豪华的座位上，我一路都在感叹，年纪大了，脑子真是不够用，明天要好好查看一下，究竟是哪里操作错了，导致改签失败。

到了北京西站，我拖着行李箱从高铁飞奔到地铁站，赶到见面地点时，家长刚到不久。我看着这位母亲身边的男孩，心里猜测着他大约10岁的年龄吧。询问了孩子的出生日期后，得知孩子已经15岁了。我看着孩子稚嫩的娃娃脸和矮小的个子，心里估摸着这大概是个内分泌疾病的患儿。

果然，孩子妈妈告诉我，她儿子足月出生，可是出生时只有2450克、46厘米高，从小就又瘦又小的，身高和体重都不达标。孩子2岁多时，在保健医生的建议下，她曾带孩子去儿童医院内分泌科看了矮小专科，为了明确诊断进行治疗，医生建议做生长激素激发试验。同去医院的孩子奶奶一听做这个检查要间断地抽6次血，二话没说拽着孙子和孩子妈妈就回家了。

当时，全家人开会商量，一致认为孩子还小，等等再说，也许以后身高会长上去的。尽管全家人变着花样按照自己的想法给孩子加强营养，可到了上幼儿园的时候，孩子个头依然很矮。

孩子妈妈看到这样的情况，觉得不能继续耽误孩子，就瞒着老人带孩子去儿童医院做了生长激素激发试验。检测结果显示：孩子患了生长激素缺乏症，当时医生建议用生长激素替代治疗。

孩子妈妈了解到治疗过程需要每天给孩子进行皮下注射，心里又开始打鼓，拿不定主意了。回家和家人一说，孩子奶奶首先跳出来反对，认为天天打激素孩子受不了。孩子爸爸也担心激素对孩子会有副作用，就这样一拖又是几年。

全家人在满怀希望的等待中不断失望，眼看着孩子和同龄小伙伴的身高差距越来越大。前几个月家长又带着孩子去儿童医院做了一次生长激素激发试验，结果仍然显示生长激素缺乏。

了解了这些情况后，我对孩子妈妈说："既然已经明确诊断了，应该尽早治疗啊，为什么还来找我呢？"

她面露难色："孩子现在上寄宿中学，每天打针不方便。而且，他奶奶和爸爸还在担心激素对孩子有什么副作用。您是身高管理方面的专家，在做决定是不是治疗之前，我还是想听听您的意见。如果不用生长激素治疗，我儿子最差会是怎样的结果呢？"

"你家儿子长不高就是最大的副作用，还用得着担心其他的副作用吗？"我急得脱口而出，一扫平素的温文尔雅，嗓门也略高了一些。

看着孩子妈妈惊愕的神情，我马上意识到自己的失态，赶紧换成平时优雅平和的表情，耐心地解释："生长激素缺乏症一般是不会自己痊愈的，如果不进行生长激素替代治疗的话，你儿子将来的身高很可能在160厘米以下。每天注射不是难事，就像打胰岛素一样，孩子自己也可以操作的。"

孩子妈妈急急点头："我明白了。如果现在开始用生长激素治疗，我儿子将来能长多高呢？"

"关于生长激素治疗的效果，我没有太多经验，你可以向内分泌医生咨询。"我解释道，"不过，你儿子的骨龄已经13岁了，生长潜能不是很大。另外，他对生长激素的敏感程度也决定着治疗效果。"

在不愿面对中白白耽误了的身高

小梅的女儿刚半岁。他们两口子带着孩子来我家，请我对孩子做些保健指导。

我一看孩子的体检结果：胎龄39周，出生时身长47厘米、体重2500克，勉强算个足月小样儿。出生后每月的体检，身长和体重都是中下的水平。我在饮食、营养素补充、睡眠等方面做了详细指导，嘱咐他们每月给孩子准确测量身长和体重。

那段时间，周围经常有同事、朋友询问我如何给婴幼儿制作食物。给每个家长重复同样的指导，我感觉有点儿浪费时间，便在家里举办了一次婴幼儿食物制作的现场培训班，邀请周围有需求的孩子妈妈参加。小梅也是被我邀请的对象。她带着9个月大的女儿来我家时，在场所有人都以为她的孩子只有半岁，是个名副其实的"小精豆"。

那次食物制作培训，我请了位摄像师去我家现场拍摄，还制作了光盘，虽然我家厨房狭小简陋，但是大家都认为培训内容很好，简单易懂，容易学习和操作。小梅经过现场培训和回家后反复看光盘，对孩子的喂养基本达到了专业水平。

到孩子1岁时，从小梅发给我的测量数据看，孩子身高仍然很矮。我建议小梅，尽快带孩子去内分泌科请专家看看，一般而言，经过环境干预3个月，身高生长速度仍然很慢，一定要排除内分泌疾病。

我经常追问小梅，看她是否带孩子去了儿童医院，每次小梅都找各种理由告诉我还没有去呢。问到后来我都不好意思了，感觉自己在给她施加压力。每次我刚想表露出她家女儿可能有病的意思，小梅都非常不乐意，总是用无比丰富的语言和案例来描述她家孩子的聪明伶俐，弄得好像我在"诅咒"她家孩子似的。

几年过去了，小梅的二宝也出生了。

一天，小梅给我打来电话，听声音情绪很低落："蒋老师，我最近带我女儿去医院了，给她做了生长激素激发试验，医生诊断她是生长激素缺乏症，说要用生长激素治疗。她现在8岁了，医生说如果早几年治疗的话，花钱更少，效果也更好。要是早听您的建议就好啦，白白耽误了她几年的身高。"

我感慨万千，孩子的命运很大程度上掌握在家长手里，摊上不同的家长可能相应就会有不同的生命历程。相信每个家长都是爱自己孩子的，可是由于知识水平、信念、接受新知识和观念的程度有所不同，很多人非要走了弯路、碰了壁、付出孩子身高损失的代价，才会醒悟。

我深深感到儿童保健人员肩上公众教育担子的沉重分量。

想当然的晚长中流失的身高

秋日的成都，阴雨绵绵，空气中弥漫着树木被雨水打湿后的香味。

我带着国内外专家组一行6人去当地一家三甲医院做一个儿童保健项目的督导，其中有北京协和医院和北京大学第三医院的儿科专家。上午的工作结束后，我们从病房前往医院餐厅的路上，我听到了这两位国内顶级儿科专家这样的对话：

"你家儿子结婚了吗？"

"结啦！你家的呢？"

"今年刚结的。你儿子、儿媳妇是和你们一起住，还是他们自己单住呢？"

"单住。我不能跟他们一起住，生活习惯太不一样了。"

"你儿子多高啊？"

"唉，别提啦，不高，不到175厘米。"

"怎么会呢？你这么高。你家老公个子矮吗？"

"不矮，我家儿子没长过他爸。"

"哟，这是怎么回事呢？按说你孩子应该长得高啊。"

"我儿子在班上一直是中等个子，带出去都不像我家的孩子。我哥、我妹都很高，他们的孩子也很高。每次说起我儿子的身高，我丈夫总是说他可能是晚长，因为他自己就是晚长，上大学后还长了5厘米呢。干咱们这一行的，工作忙到什么程度你是知道的，一直也没有带孩子去拍骨龄片，一直盼着有一天他的个子就蹿上去了。可是等到高中毕业还是个中等个儿，只是体重一个劲儿长。我丈夫最后也傻眼了，跟我说，看来这晚长也不遗传啊。对了，你儿子个子高吧？"

"不高，也不到175厘米，情况和你家儿子一模一样。我儿子长得像我，我是属于晚长类型的，也以为我家儿子随我晚长。孩子他爸在部队工作，身材魁梧。孩子小时候跟着他爸出去，就像捡来的'小精豆'。上到初中三年级时，眼看着我儿子的几个小伙伴都像春天的竹子节节拔高，我家的孩子却像个秤砣。我们两口子心里那个急呀！听说吃刚打鸣的小公鸡能让孩子长高，我有空就往早市跑，弄得后来我孩子看见鸡就恶心。为了让孩子长高，我还给他报了好几期游泳班。折腾了个够，最后还是比他爸矮一截。人生没有后悔药啊！刚才在产科听蒋老师给那些产科医生护士讲身高监测，我又忍不住后悔了一把。你说咱自己还是儿科医生，把孩子养成这样，说出去丢人不说，真是对不起孩子啊！"

"看来真是隔行如隔山，同在儿科这个行当里面，术业有专攻，咱们干临床的还真不太懂保健的专业内容。看来还得多学习，将来在孙子身上不要留遗憾才好。"

听着她俩的对话，我心里无限感叹，儿科专家尚且如此，更不用说那些没有专业知识的普通老百姓了。人生总是充满遗憾，先知先觉者，可能受益。固执己见者，或许就遗憾终生了。

想到这里，我脑海里不禁浮现出好朋友春春和她女儿的身影。

认识春春的时候，她女儿柳烟7岁，是个人见人爱的小女孩。白里透红的脸庞，精致的五官，说话特别有礼貌，和人打招呼的时候，长长的睫毛总是把人心里扇得暖暖的。

我经常忍不住询问春春对孩子身高的期望，虽然春春和我的想法一样，可当时柳烟的身高属于中等偏下水平，情况不容乐观。

春春博士毕业，在一家杂志社任编辑部主任。可是，在孩子长高这件事情上，春春的表现和一般的家庭妇女无异，也是想当然地认为她女儿可能晚长。

我当时对她进行了耐心细致的科普教育，给她讲解：早长或者晚长是需要骨龄评价证据的，最好赶紧带孩子去医院拍个手骨片，我可以给她女儿做骨龄评价。

即便这样，将近5年过去了，每次春春见到我，都重复同样的话："哎呀，真是对不起，我还没有来得及带柳烟去拍片子呢。"

上个月见到春春，她告诉我，柳烟1个月前有初潮了，身高还只有153厘米。我听了心里一凉，感觉柳烟这辈子要想长过160厘米恐怕比较难了。

我想，春春一定是爱她女儿的，一定是希望她女儿长得高的。可是这种只是在心里爱的方式，又有什么用呢？几乎每个家长都是用自己认为正确的方法养育着自己的孩子，或许也会首选懒惰或者省事的方式。如果想当然的方法比被指导的方法更省事，可能就会选择自己想当然的方法。

无数孩子的身高，就是这样在被家长们想当然认为晚长的过程中流失了。

稀里糊涂损失的身高

杨洋是山东一家著名的营养保健品公司的市场部经理，我和他认识有很多年了。2010年的秋天，我应邀去济南给山东省的儿童保健人员讲个性化儿童体格生长评价方法，他去火车站接我。

寒暄过后，杨洋听说我这次讲课的内容是关于孩子长高的主题，顿时两眼放光，忙问："我家孩子长得不太高，我正发愁呢。赶巧了，近水楼台先得月，我赶紧跟您请教一下，怎样才能让我儿子长高一点儿。"

"你希望你儿子将来长多高呢？"我按照身高促进的步骤，首先了解他的愿景和需求。

"180厘米！"杨洋迅速答道，并补充道，"我身高不到170厘米，吃够了身高的亏，可得让我儿子长高一点儿。"

"你儿子出生时有多长？"

"我儿子是足月出生的，多长？我还真不知道。大家都只是关心孩子出生时多重，我家儿子出生时3 100克。"

"你儿子现在多高啊？"

杨洋用手挠着头，很不好意思地说："只是觉得他和班里同学相比，比较矮。具体多高，没量呢。"

"孩子最近这一年，身高长了几厘米呢？"我继续问，心想估计他是答不上来的。

果不其然，杨洋继续摇头："这个就更不知道了，感觉长得不多。"

真是一问三不知啊，我无语，心里感叹着。停了一会儿，我继续问："你儿子今年多大了？"我心说，不会连孩子的年龄也不知道吧。

"7岁半。"这回杨洋倒是回答得挺快。

"你孩子的体形是偏胖、匀称，还是苗条呢？"

"我感觉长得挺壮实的，这也是让我们全家深觉欣慰的地方。孩子虽然个子不高，但分量不轻，身体也挺好，很少得病。"

"你听说过身高有早长和晚长吗？"我试探着问。

"听说过。"

"你觉得你孩子是早长还是晚长呢？"

"这还真不知道，哪个更好一些呢？晚长比较好吧？"

我没有直接回答他的问题，继续追问道："平时谁主要照顾孩子呢？"

"孩子的姥姥，我丈母娘。"

"那你了解孩子平时吃饭、睡觉、运动的情况吗？"

杨洋脸上呈现出不好意思的神情："不太了解呢。平时我工作忙，经常很晚才回家，我到家孩子通常都已经睡了。我出差也很频繁，平时和孩子相处的时间比较少。"

我想，他是做营养素产品的，给孩子补充营养素应该不是难事吧。想到这里，我询问了一下。

没想到杨洋摇摇头道："这是让我最郁闷的事情。我经常把孩子需要补充的营养素买回家，如多种维生素片、钙片、鱼油等。可是孩子姥姥总是忘记给孩子吃，孩子妈妈也不在意这事。我买回家的营养素经常很长时间了连包装都没有被打开。"

我沉吟良久，感慨万千。杨洋的故事，只是有众多类似情况家长的写照，我经常会遇到这样稀里糊涂葬送自己孩子身高的家长。

2017年4月，我在成都武侯区一家医院做身高促进示范门诊，同样的情况再次出现。10个3~14岁预约就诊的孩子中，8个孩子家长都不了解自己孩子准确的身高和体重，其中一个家长很无所谓地告诉我，孩子所有的测量结果都在幼儿园呢。我问这个看似很关心自己孩子身高的家长："这孩子是你的，还是幼儿园的呢？"问得家长半天没吱声。

2016年4月，我在深圳讲课。听众当中有一位幼儿园的保健医生，茶歇时找到我，急迫地问，她家14岁的女儿是否还能从现在152厘米的身高长到160厘米。我感觉是不可能了，不过还是询问核实一下，她家女儿最近半年长了多少身高。这个保健医生一脸茫然："不知道呢，没有量，好像没怎么长。"

我继续追问："那最近一年呢？"

她窘迫地回答，自从孩子上小学以来，就没有关注过孩子的身高，也从来没有在家里给孩子测量过身高。每次学校体检的测量数据，都没有记住，只是关注孩子的学习成绩了。孩子最近身高的确切数据，是从学校发的孩子体检结果单上得知的。

身高和体重的测量是极其简单的事情，却有那么多想让孩子长高的家长疏于对孩子的身高、体重进行监测，说到底，还是我们儿童保健医生的服务不到位啊。

一直以来，我们国家的儿童保健服务是以疾病和症状为导向，不是以需求为导向，医生从来不问家长的健康需求，家长也不主动告诉医生自己对孩子的健康期望。家长一般认为，只有当孩子有疾病、发现孩子有症状才去医院，或者是预防疾病才去找医生。医务人员也把所有和疾病相关的检测都承担了下来，让家长当甩手掌柜，这可能是众多家长连孩子的身高和体重测量值这么简单的数据都不了解的重要原因，使得稀里糊涂养孩子成了家长的普遍养育现状。

第四章

身高的精准评价

怎样准确测量身高和体重

前年冬天，我去南方一家省级妇幼保健院做过敏干预项目督导。十几层的门诊大楼，最喧闹的要数儿童保健科。大多数就诊儿童的年龄在3岁以内，1个孩子会有男女老少2~3位家长陪同，把楼道挤得像个农贸市场。

最热闹的地方是身高和体重测量室。稍明白的孩子，一进去就开始哭。那些后知后觉的孩子，当被家长取掉帽子、脱掉鞋子、解开衣扣时，开始瞪着警惕的眼睛，摆出一副随时准备大哭大闹的架势。

当那些之前还搞不清状况的孩子被仰面朝天放倒在测量板上、脑袋被摁住不能乱动时，几乎无一例外的反应是放声大哭、双腿乱蹬。接下来，孩子的一双膝盖又被陌生的、和打针的护士穿同样衣服的人按住不能动时，稍有个性的孩子，便会竭尽全力地号啕大哭，用仅有的能动弹的部位——脚尖，使劲蹬着护士用力压向孩子脚跟的测量板。

测量结束后，哭声通常还会持续一段时间。这通常会让那些开始还淡定着没有被测量的孩子受到感染，也纷纷加入到哭的行列。就这样，整个测量室从早到晚充斥着孩子们的哭声和家长哄孩子，甚至是训斥孩子的叫声。

从我20世纪90年代初在儿童保健科工作的时候起，对这样的场景习以为常，也时时会听到家长对孩子说："只是量一下身高和体重，有什么可哭的啊！"

其实，不能责怪这些不能用言语表达思想的小宝贝。试想，如果我们被带到一个不熟悉的地方，在不知情的状况下被按倒，身体被固定不能乱动，还不能说话，内心的恐惧可想而知。

我的好朋友梦夏在有了女儿之后，每次带她那个脾气暴躁的宝贝去妇幼保健院儿童保健科体检，都像打仗一样。

有一次，她和我谈及此事，我建议她在家里给孩子测量身高和体重，她充满疑虑地望着我："我能测得准吗？保健科医生会认可我的测量数据吗？"

我告诉她："不用顾虑测量准确的事情，孩子肯定不会越长越矮，你可以用下面几条原则来判断测量的可靠性。至于体重，用电子体重计就可以啦。"

1.固定时间间隔，获得整月数据

梦夏女儿的生日是6月5号，每个月的5号左右给孩子测量一次身高和体重，就能获得孩子整月的测量数据，了解孩子1个月时间长了多少身高和体重。对照标准评价时，也方便和相应月龄或者年龄进行比较。

2.固定测量时间，保证测量准确

身高是由骨骼决定的，头颅的高度、脊柱的长度、脊柱的弯曲度、下肢的长度、足弓的高度组成了身高。

其中，脊柱的长度和弯曲度，以及足弓的高度，一天之中会有变化。经过晚上的睡眠，脊柱的各个椎体之间处于放松状态，脊柱的弯曲也处于良好的生理状态，足弓也相对比较高。经过白天的活动，由于地心引力的影响，脊柱椎体之间的纤维软骨被挤压，脊柱也处于更为弯曲的状态，足弓相对扁平，这些会使身高早晚测量有1厘米左右的差距。所以，早晨测量要高一些，晚上测量会矮一些。

身高早晚测量的差异，受体重、活动程度、运动方式等因素的影响。因此，给孩子测量身高时，应该固定测量时间，每次都在早晨测量，或者每次都在晚上测量。如果这个月早上测量、下个月晚上测量，那测量结果就不准确啦。你会发现孩子不仅没有长高，说不定还"缩短"了呢。

3.固定测量工具，学会在家测量

孩子不能够站立之前，一般测量身长。孩子能站立之后，可以测量身高。我们国家的儿童保健服务，一般在孩子3岁之前测量孩子的身长。身长的测量需要采取卧位，在家里测量孩子身长时，需要3人一起操作。

(1)如何在家给小宝宝测量身长？

测量身长可以选固定的台面，如长条桌子、长茶几等，把宝宝仰卧位平放在台面上。在宝宝头顶部位和脚后跟部位的台面上分别放一张白纸，并把白纸固定在台面上。

一个人把宝宝的头部固定，使两只耳朵和台面的距离一样高。另一人固定宝宝的腿部，具体方法是：一只手压住宝宝的膝盖，使宝宝2个膝盖窝和台面接触；另一只手压住宝宝的踝关节，使宝宝的2个脚后跟和台面接触。第三个人用一个直角的量具，如三角板、厚的书、直角木板等来进行测量。

具体方法如图：

1	2	3
把量具直角的两条边一边接触台面、一边接触宝宝的头顶。在和宝宝头顶垂直台面的白纸上画一条线	在宝宝脚后跟和台面垂直的白纸上也画一条线	用量尺测量一下宝宝自头顶到脚后跟两条线之间的距离

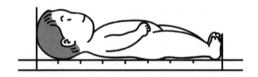

———● 图4-1 测量婴幼儿身长时，应测量儿童头顶至脚后跟的垂直距离，
应把儿童的膝盖压平

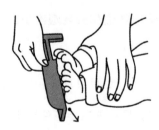

———● 图4-2 测量婴幼儿身长时，应把测量板靠近孩子的脚后跟

(2)如何在家给宝宝测量身高？

测量身高相对容易一些：在家里选一个没有踢脚线的墙面。让孩子站立在墙面之前，脚后跟、臀部、肩胛骨这几个部位和墙面接触，在孩子脑袋顶部位的墙面贴一张白纸。孩子抬头挺胸，两眼平视前方。家长用一个直角的量具进行测量，把量具直角的两条边一边接触墙面、一边接触孩子的头顶，在孩子头顶平行对着墙面白纸的位置画线。让孩子离开，家长用量尺准确测量从地面到画线之间的距离，就是孩子的身高。如果家里有身高测量计或者固定在墙上的身高测量尺，就更好啦。

测量身高时，需要注意的是，要给孩子脱去鞋子、厚袜子，摘掉帽子，松开冲天的发辫，去掉头顶的发卡。这样测量结果才比较准确。

(3)如何在家给孩子测量体重？

测量体重相对简单，用电子体重计方便易行。给大年龄孩子称量体重，可以让孩子直接站到秤上称量。小年龄的孩子可以由家长抱着称量，然后把孩子放下，家长拿上和孩子身上穿的衣服相似重量的衣服和尿布，再上秤称量。两次称量的重量相减，就是孩子的体重。

4.做好测量记录，掌握测量动态

每次给孩子测量身高和体重后，一定要做好记录。最好是用专门的本子记录，每次写下测量日期、孩子的年龄或者月龄，以及测量值。将来孩子长大了，这将是一份非常有意义、有价值的成长记录。

20世纪90年代初期我的孩子出生后，我一直很注重对他进行身高和体重的监测。每次我招呼孩子量身高时，我丈夫总是揶揄道："我看你做身高促进没有什么特别的方法，就是勤量着点儿。"

每次翻看孩子的成长记录，看着孩子46厘米的出生身长逐渐变成180.5厘米的身高，我心中总是满怀喜悦和自豪。

脊柱侧弯应该及时排查

初夏时节某个周六的早晨，我惬意地睡到自然醒。稍微收拾一番，直奔闺密吴医生任首席健康管理专家的一家医院。我们计划在她上午的工作结束后，一起去她的农庄。

刚进她的办公室，就见她一脸焦急地迎上来："你可来了！刚才我接诊了一个想长高的孩子，拿不准该怎样给她做评价和制订方案。正好，你来吧。"

吴医生当惯了领导，经常武断地对我发号施令。我这种天生当秘书的料，大多数时间除了服从，还是服从。这次也一样，我知道我必须给她的客户做评价和指导，可是嘴里还是发点儿小牢骚："又来了，我是你不付报酬的长工啊？"

吴医生眼一瞪："哈哈，少啰唆，赶紧做。弄完了咱们早点儿去农庄，地里的菜还在等着'喝水'呢。"

我一想，也是，连忙拿起孩子的检测结果和手骨片，迅速做完骨龄评价，到隔壁接待室去见孩子和家长。

这个孩子是个苗条秀气的少女，一袭紧身衣和热裤显出曼妙婀娜的身段。但一眼见到她，我就感觉她的身姿有点儿不对劲，但也说不出哪里有问题。

在我讲完对孩子各项检测结果的评价及身高促进干预方案之后，母女俩连声感谢往外走。这时，我才注意到这个孩子的后背有点儿问题，隔着衣裳，依然能看到她的脊柱隐隐有点儿不直，两边肩膀也有点儿不一样高。

我叫住她们，让孩子弯下腰，我用手指顺着孩子后脖颈脊柱的位置往下捋。到胸部的位置，明显感觉脊柱有侧弯，像画了个大大的"C"字。

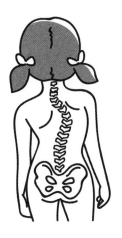

———◉ 图4-3 脊柱侧弯的表现

我赶忙和吴医生联系，开出检查单让家长带着孩子去拍个胸部正位片。不一会儿，家长就拿着片子回来了。我和吴医生一看，胸椎明显向左侧弯曲，如果不矫正的话，不仅身高会受到影响，将来或许还会影响心、肺等重要脏器的健康。

在给家长提出指导意见后，我不禁想起一个月前我的朋友小汤和我说起他女儿脊柱侧弯的事情。

小汤是我的老乡。自从他女儿出生，我几乎就成了他女儿的私人保健医生。孩子有任何大病小灾，我都会被告知，或者需要我帮忙联系医生，或者给一些治疗建议。

一天中午，我又接到小汤的电话，说他女儿脊柱侧弯，在儿童医院骨科看病，需要佩戴矫正器。他来问我，哪个机构做脊柱侧弯的矫正比较好，是医疗机构，还是体育机构。我对这方面的情况了解比较少，告诉他我去打听一下再回复他。

接着我好奇地问："你是怎么发现你女儿有脊柱侧弯的呢？"

"这事说来话长。"小汤叹了一口气。

"孩子每天有很多作业，而且她写字的姿势很不好，总是歪着身子。我感觉会出问题，说了她多少次也不管用。前几天，她妈妈给孩子洗澡的时候，发现孩子的后背脊柱有点儿弯，今天去儿童医院一拍片，果然就是脊柱侧弯。要不是我家孩子很瘦，说不定一时半会儿还发现不了呢。"小汤最后调侃着。

脊柱侧弯多见于学龄前和学龄儿童。书写的时候，如果桌面低于孩子的肘关节太多，孩子就不得不弯腰写字。久而久之，驼背或者脊柱侧弯就有可能发生。

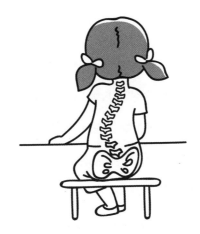

—————● 图4-4 书写姿势不正确有可能导致儿童脊柱侧弯

家长一方面要随时关注孩子书写的姿势，让孩子在背部挺立的状态下写字，另一方面，家长可以经常检查孩子的脊柱是否有侧弯。检查的方法很简单：让孩子坐在凳子上，头部稍低，背部往外拱起，家长站在孩子后背正中间的位置后面，就能看到他的脊柱是不是直的。如果用手指从上到下沿着脊柱捋一下，就更清楚了。脊柱侧弯的孩子，通常两侧肩膀不一样高，肩胛骨离脊柱的距离也不一样。

脊柱侧弯发现得越早，矫正越容易。如果侧弯很严重，矫正起来难度会大一些。

用什么标准评价孩子的身高

一般来说，大多数1岁以内婴儿的家长对孩子的身高在什么水平没有概念。因为这个年龄段的孩子常常被家长抱在怀里或者放在婴儿手推车里，相互之间无法做比较。极少有家长给自己的婴儿在家里测量身长，更别提对照标准评价一下自己孩子身长在什么水平了。

前几天同学聚餐，邻座小华和我聊天时，说起她1岁半的孙女来，脸上每一个细胞都洋溢着笑意。她说她孙女长得挺高。我问如何得知，她说带孙女到小区里玩耍，她看上去比同龄的孩子要高一些。

这是大多数家长对孩子身高的普遍判断方法——目测法。不是和标准相比，而是和邻家孩子相比。如果邻家孩子比较高，相比之下自己就郁闷了。如果邻家孩子比较矮，可能就会盲目乐观。

孩子3岁以前，一般都散落在各个家庭中养育着，儿童保健工作者称之为"散居儿童"。这一时期家长没有很多机会比较自己的孩子和其他孩子的身高，因此对孩子的高矮也没有强烈的意识。

家长第一次关注孩子身高的时间大概是在孩子上幼儿园的时候。一堆和自己孩子同年龄、同性别的孩子在一起，个子高矮很容易看出来了。这时，个子矮的孩子家长开始有些着急，不过一般只是在心里着急。他们可能会用自认为有用的方法促进身高，而仅仅因为个子矮去医院就医的幼儿园孩子寥寥无几。

家长再一次对孩子身高比较关注的时间是孩子上小学的时候。这时候家长会看到自己孩子和同年级、同年龄的几十个甚至上百个孩子在一起，对身高的高矮更有感触。

接孩子放学的时候，看到一群群的孩子排着队拥出校门，排在第一位的孩子和排在最后一位的孩子身高相差会有半个头。常常会听到家长议论："他家的孩子长得真高啊！我家儿子怎么比他同学矮那么多呢？"家长对孩子身高的判断依然来自同龄孩子之间的相互比较。

家长对孩子身高有真正客观的认识，往往是在孩子上中学之后，尤其是身高加速生长之后。这时候，家长才开始将孩子的身高和自己心中期望的目标身高相比较。当差距比较大时，这才着急带孩子去医院。可这时，往往孩子身高生长的空间已经很小了，达到期望身高的可能性也降低了。

身高的高矮和体重的轻重，应该和标准相比。我们国家应用比较普遍的评价儿童身高和体重水平的是两套标准：一是世界卫生组织的标准，也称之为国际标准；另一个是我国的标准，也称之为中国九省/市标准。

我国每年都要向世界卫生组织报送由我国5岁以下儿童身高和体重数据得出的各类营养状况的指标，如低体重发生率、消瘦发生率、生长迟缓发生率、肥胖发生率等，因此，一些妇幼保健机构选择用世界卫生组织的标准来判断本地区儿童身高和体重的生长状况。

孩子身高和体重的生长状况，和遗传、种族、生活环境、营养状况等很多因素有关，因此选择符合本地区儿童特点的标准更合适。

世界卫生组织和我国0~18岁儿童身高生长标准的曲线基本一致，这说明任何国家和种族的儿童，生长轨迹基本是一样的。

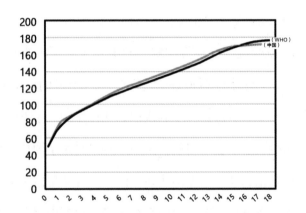

——● 图4-5 中国和世界卫生组织（WHO）0~18岁男童身高平均值的比较

（纵坐标为身高，单位为厘米；横坐标为年龄，单位为岁）

细细比较这两个标准，还是能够发现一些差异。0~3岁年龄段，我国儿童的身高标准比世界卫生组织的标准要高1~2厘米。

表4-1 中国和WHO 1~3岁儿童平均身高标准比较

儿童年龄（岁）	男童平均身高（厘米）		女童平均身高（厘米）	
	中国	WHO	中国	WHO
1	76.5	75.7	75.0	74.0
2	88.5	87.8	87.2	86.4
3	96.8	96.1	95.6	95.1

●——— 参考资料：《中华儿科杂志》

2009年第7期的2005年九省/市儿童体格调查数据研究结果和2006年世界卫生组织

发布的0~5岁儿童身高体重参照标准

在20世纪90年代初期，儿童保健医生普遍认为，身高和体重的国际标准要高于我们国家自己的标准，现在看来已经不是那么回事了。

前段时间我去东北一家医院讲课，接待我的儿童保健科主任张医生是我认识多年的老朋友。这些年来，眼看着她从研究生毕业时的青涩状态，成长为现在经验丰富、技术老练的儿童保健科主任。

我们一起吃饭的时候，她问我："在评价儿童体格生长状况的时候，用哪个标准更好一些？"

我告诉她："用我们国家的标准更容易在早期发现生长偏差。所谓高标准、严要求，就是这个道理。在门诊对个体儿童进行评价，尤其是对那些期望孩子长得高的家长，最好用我国的标准来评价孩子的身高。"

比较世界卫生组织和我国儿童身高标准的时候，我发现，随着年龄的增长，我们国家的标准比世界卫生组织的标准高得越来越多。在小学生这个年龄段，我国儿童的身高标准比世界卫生组织的标准高出2~3厘米了。

表4-2 中国和WHO 4~18岁孩子平均身高标准比较

孩子年龄（岁）	男童平均身高（厘米）		女童平均身高（厘米）	
	中国	WHO	中国	WHO
4	104.1	103.3	103.1	102.7
5	111.3	110.0	110.2	109.4
7	124.0	121.7	122.5	120.8
10	140.2	137.8	140.1	138.6
12	151.9	149.1	152.4	151.2
15	169.8	169.0	159.8	161.7
18	172.7	176.1	160.6	163.1

———— 参考资料：《中华儿科杂志》

2009年第7期的2005年九省/市儿童体格调查数据研究结果和2006年世界卫生组织发布的0~5岁和5~19岁儿童身高体重参照标准

看一个儿童身高的标准是否合适，一定要看这个标准中18岁时的身高是否和所要评价的人群相符。

比较一下我国的标准和世界卫生组织的标准在18岁时的平均身高，你会发现我国的标准男童身高是172.7厘米，而世界卫生组织的标准男童身高是176.1厘米。如此看来，还是我国的标准更加接地气、更加适合我们国家的人群特点。

为什么在15岁之前我们国家的儿童身高标准会高于世界卫生组织的标准呢？恐怕只能用早长来解释了。

世界卫生组织儿童身高标准的样本来源很多是欧美国家的儿童，其生长特点和我们国家儿童有些不同。

如果以12岁作为男童进入青春期的年龄，在世界卫生组织的标准中，12~18岁平均身高差值是176.1－149.1＝27（厘米）。我们国家的标准，同样年龄平均身高差值仅为172.7－151.9＝20.8（厘米）。

如果以10岁作为女童进入青春期的年龄，在世界卫生组织的标准中，10~18岁平均身高差值是163.1－138.6＝24.5（厘米）。我们国家的标准，同样年龄平均身高差值仅为160.6－140.1＝20.5（厘米）。从而可以推测，我们国家的儿童进入青春期后，生长潜能低于欧美国家的儿童。

2012年我在美国留学期间，听我的同学说起，她女儿初中毕业时，身高165厘米，在她就读的私立女校的同学中属于个子高的。到了高中毕业，好多同学的身高超过了她，我同学女儿的身高在同学中只是中等水平了。甚至还有几个她的同学上大学后，身高还长了1~2厘米。同样的情况我在瑞典留学的时候也发现了。看来不同人种的孩子，生长特点还真不一样呢。

我国0~18岁儿童的身高和体重标准，是最符合我国儿童生长特点的标准，用这个标准来判断孩子的体格生长状况，才是最准确和客观的。

你孩子的身高得多少分

夏日的重庆就像个大火炉。为了按计划完成项目工作任务，我和我的同事小雅冒着酷暑去这个长江边的"火炉"出差。

小雅是重庆人，研究生毕业后去了北京工作，在重庆有众多的同学、亲朋好友。她荣归故里被家乡人款待，非要拉上我，美其名曰，好几个朋友要趁着吃饭的机会向我咨询孩子长高的事情，我只好陪同前往。

重庆真是个美食城，半夜12点，火锅店门口还排着长龙。大家各自低头看着手机，耐心等候着，秩序井然。我对吃火锅很排斥，过了嘴瘾后，整个人就像从火锅汤里打了个滚出来的，从头发到衣角及毛孔都散发着火锅味。

小雅知道我不喜欢带着满身的饭菜味招摇，于是选了一家精致的川菜馆。大家落座后，小雅的一个叫燕燕的朋友迫不及待地问："蒋老师，我家娃儿长得很矮，要怎么办才好啊？"

还没等我开口，旁边小雅的另一位朋友急忙打断她："别着急，等蒋老师喘口气，我们先把菜点好，等下边吃边问。"

我对吃什么菜没有什么想法，小雅的一帮女性朋友叽叽喳喳一番，再把服务员喊来——吩咐一下，就把菜点完了，充分彰显了重庆姑娘的泼辣能干。

在等着上菜的工夫，燕燕又忍不住问道："蒋老师，您看我娃儿……"

"是男孩还是女孩啊？"我先要弄清楚孩子的性别。

"男娃！所以嘛，我才会这么着急。要是长不高，以后找工作、找对象都困难哟。"

"几岁啦？"我接着要明确孩子的年龄。

"8岁多了。"

"多几个月？"

"8岁3个月。"

"你想让他将来长多高呢？"期望身高是我必须要了解的，评价和干预都要围绕期望身高进行。

"当然是越高越好啦！"

"越高越好？2米行吗？"我笑着打趣道，"还是说个准确的高度吧，你心里对孩子身高期望的具体值是多少呢？"

"我的要求也不高，他要是能长到176厘米，我就满足了。"

"你怎么就认为你家孩子长得不高呢？"我想了解她评价孩子身高的参照标准是什么，这是很多家长都不清楚的。

"和他关系比较好的几个男娃儿，都是一个班上的，年龄还有比他小几个月的，经常来我家里耍，只有我家娃儿最矮，我看着急死了。"

　　原来燕燕用来评价孩子身高的参照标准是和她家孩子同年龄、同性别的小伙伴，这也是为什么家长一般都是在孩子上幼儿园之后才开始关注孩子的身高。3岁之前，孩子都是在各自的家里养育着，家长多数时间看到的只是自己的孩子，没有直观的身高参照物。孩子上幼儿园和小学之后，家长会见到和自己孩子同年龄、同性别的很多孩子，个子高矮一目了然。

　　我从包里取出随身携带的我国《0~18岁儿童青少年身高、体重百分位数值表》标准，耐心地对她解释："判断孩子身高和体重的状况，应该用我们国家的标准，而不是孩子的小伙伴，或者是你自己的感觉。如果同龄的小伙伴都比较矮，你家孩子长得矮也不容易被发现。如果小伙伴都比较高，你家孩子即使矮一点儿，将来的身高或许也不会矮，就没必要过分担心啦。"

　　"这个标准怎么看呢？"燕燕举着我递给她的标准，一副好学的模样。

　　面对燕燕及满桌其他朋友求知的眼神，我拿出平时讲课的派头，细致地讲解道："首先分性别，这个标准蓝色的字是男孩的标准，粉色的字是女孩的标准。"

　　我停顿了一下，接着说："最左边的一列是孩子的年龄，最上面是刚出生的年龄，最下面是18岁代表成人的年龄，1岁以内的年龄间隔比较密，每隔2~3个月就有相应的年龄标准。1~2岁每隔3个月有相应的标准。2岁以上，每隔半岁有相应的标准。"

"我家娃儿8岁3个月，是用8岁的标准呢还是用8岁半的标准呢？"燕燕是做财务工作的，工作细致已经成了习惯，一下子就发现了问题。

"这个问题提得好啊！"我先把燕燕表扬一下。

"选择这个标准时，应该选择和孩子年龄最接近的那个档次的标准。你孩子可以选择8岁的标准，也可以选择8岁半的标准。如果你对孩子将来的身高期望比较高，就选择高一档次的标准，所谓高标准、严要求嘛。"

"那我还是应该用8岁半的标准。我希望我娃儿长到176厘米，这个身高在重庆也算比较高的了。"

"蒋老师，这个表最上面一行从3rd到97th的数字是什么意思呢？"坐燕燕旁边一直伸着头认真看这份标准的小亮开口问道。

我心里对她们的认真感到高兴："这个表上面密密麻麻的数字都是正常范围的身高和体重值，每个表格里面，左上角是身高，右下角是体重。上面一行有3rd、10th、25th、50th、75th、90th、97th一共7个档次，以身高为例，和燕燕家孩子同年龄的儿童，从最矮排到最高，最矮的是1分，最高的是100分。凡是3分以上的，就算身高达标，从3分到97分，都属于正常范围。"

"我家娃儿125厘米，蒋老师您快帮忙看看，他的身高得几分？"

我对照着蓝色的男童标准，找出8岁和8岁半的标准，对燕燕说：

"如果用8岁的标准，是10分到25分之间；如果用8岁半的标准，勉强10分吧。"

"啊，这么低啊！"燕燕张大了嘴。

我同情地看了燕燕一眼，对着满桌的孩子妈妈继续解释道："一般而言，如果孩子的身高不到3分，很可能是各种疾病导致的，比如，内分泌疾病、遗传代谢性疾病、消化系统疾病、呼吸系统疾病、营养不良性疾病等，需要尽快带孩子去医院明确诊断，尽早治疗。这些疾病，尤其是内分泌系统的疾病，通常不会自己痊愈，等待是没有用的。3分以上、25分以下，属于偏低的身高；25分到75分，属于中等水平的身高；75分以上，属于偏上的身高。体重也是一样的评价方法。"

一旁的小亮看过标准后对我说："蒋老师，我女儿5岁半，身高114厘米，是不是50分的水平呢？"

我看了一眼标准，夸奖道："太对啦，你们都是聪明人啊，一学就会。"

燕燕沉默了一会儿，很有感触地说："以前我带娃儿去社区卫生服务中心做体检，医生总是说我娃儿身高、体重都正常达标，可是我看着总觉得他比较矮。看来医生没有说错，但是我们自己一定要搞明白，娃儿的身高到底得几分。就像娃儿的考试成绩一样，不能只满足于及格，要得90分以上才行。"我惊讶地看着燕燕，到底是和数字打交道的人员，对数字的领悟能力如此之强。

理想和现实的差距

给小雅的朋友们指导完孩子的身高促进后，我才有工夫吃口饭。

正在享受美味时，又有电话召唤——另一家医院儿童保健科主任蓉蓉。我和她相识多年，关系很好。她曾经在我单位进修1年，是个很能干的女汉子。她接手科室负责人的工作后，她们科室的业务工作不断拓展，最近还连续申报成功了国家自然科学基金和省科委的课题。

电话中简单寒暄后，她问我，在重庆期间，可否去她科室做一次身高促进的示范门诊，我看了看日程，回北京之前有半天空档，便答应了下来。

那天下午我去蓉蓉的科室，她们已经约了好几个孩子来就诊，护士已经给孩子测量了身高和体重。我见的第一个孩子是个5岁的男孩，我先问他妈妈："你希望你的孩子将来长多高？"

孩子妈妈张大嘴看着我，一脸惊讶，没吱声。我又重复了一遍问话，孩子妈妈这才答道："我以前经常带孩子去做体检，从来没有医生问过我'希望我孩子长多高'这个问题。我想让我娃儿长到180厘米。"

我看了一下孩子的测量结果，身高111.5厘米。我对照标准查看一番，这个身高位于50分的平均水平，这一水平对应的18岁时的成年身高是172.7厘米。家长对孩子的期望身高是180厘米，理想和现实的差距为7.3厘米。

我对家长说："你家孩子达到期望身高的难度比较大呢。"

旁边观摩的一位儿童保健科医生问道："蒋老师，怎样判断身高促进的难度呢？"

我解释道："理想和现实差距为1~2厘米的，身高促进的难度比较小；差距在3~5厘米，难度中等；差距在5~10厘米，难度很大；差距在10厘米以上的，难度极大。这个孩子的理想身高与现实差距在5~10厘米，所以难度很大。"

我又补充道："当然，还要根据孩子的年龄和骨龄综合判断。如果年龄偏大，尤其是青春晚期的孩子，难度会更大一些。这是我个人多年做身高促进的经验，仅供参考啊。"

一旁问话的医生频频点头："蒋老师，您这个身高促进难易程度的评估方法太实用啦。之前听您问家长希望孩子长多高，我心里还在想，家长如果有过高的期望值怎么办，是不是会让医生很难做。这样评估下来，就知道难易程度了。家长如果知难而退，就降低期望值，对吧？"

"是的。"我点头道，"身高促进的难易程度是针对家长而言的，难度大，意味着家长需要付出更多、投入更高。"

在某种程度上，我们国家的文化，是一个替他人做主的文化。夫妻之间互相做主，认为对方应该怎样做，很多矛盾也由此而产生。朋友之间互相做主，餐桌上的敬酒、替他人夹菜可见一斑。同事之间相互做主，经常过问对方为何不结婚、为何不生育便是一例。父母替孩子做主，经常为孩子不听家长的话而发怒。老师替学生做主，我当年的高考志愿就是老师做主填报的。医生替患者做主，不问家长对孩子的健康愿景，由医生决定孩子长多高合适。

儿童保健门诊经常能听到医生和家长这样的对话：

"医生，我觉得我家孩子长得不太高呢。"

"可以啦，你们两口子也不高，你家孩子能长到平均水平，已经很不错啦，别要求太高！"

"医生，我希望我儿子能再长高一点儿。他的运动能力特别好，将来打篮球，个子高更有优势。"

"你家孩子的身高已经在75分的水平，够好的啦。不要要求太高，顺其自然吧！"

我的看法是，医生是帮助者，不是监护人。孩子长多高合适，应该由监护人来决定。医生的职责是充分告知家长孩子身高在什么水平、对应的成年身高有多高、和家长的期望身高有多大差距、差距有可能是哪些因素导致的、促进身高可以选择哪些方法，让家长知情，并有机会选择。

我国卫生健康委员会（原卫生计生委）2015年颁布的《中国公民健康素养》中，也写得很清楚：居民健康的第一责任人是居民本人，儿童健康的第一责任人是监护人或养护人。身高是儿童健康指标之一，由监护人决定这一健康指标的合适水平，也是有依据的。

在中国，无论城市还是农村，家长对孩子将来成年时的身高普遍都有期望。2009年，我负责一项中国卫生部和澳大利亚国际开发署合作的项目，内容是促进我国农村儿童保健管理。针对项目开展前项目地区农村儿童保健仅仅在预防接种层面开展工作的现状，当地卫生行政部门领导认为，因为贫困及农村家长对儿童保健没有需求，农村儿童保健工作很难开展。即使是国家免费的基本公共卫生服务，家长的依从性也很差。

当时，我在项目地区的一个乡卫生院组织了当地6岁以下儿童家长的小型座谈会。其中，当问及家长对孩子未来成年身高的期望时，所有的家长都希望自己的儿子将来长到170厘米以上、女儿长到160厘米以上。我问及原因，这些淳朴的农民这样告诉我，男孩子若能长到170厘米以上，即使学习成绩不行，在城里做保安都更有优势。女孩子要是能长到160厘米以上，更能嫁个好人家。

这样看来，家长是有需求的。如果医生能提供针对需求的保健服务，家长的依从性才会提高，主动参与保健的意识才能增强。如果不问需求，恐怕医生只能针对疾病防治提供保健服务，难以和儿童及家长形成长期稳定的服务关系。

孩子身高的潜能得到充分发挥了吗

身高生长受遗传和环境两大方面因素的影响，这一点无论医学专业人员还是普通民众都普遍认同。可是对于遗传在孩子身高生长中起了多大作用，不同的人，看法有所不同。

我听过很多国内内分泌专家的观点，认为遗传因素在70%~90%的程度上决定了孩子的身高。我是一名儿童保健专业人员，我看过的资料和临床观察显示，遗传因素对于孩子身高的影响只占30%左右，另外70%是环境因素的作用。

2001—2006年我在瑞典留学期间，多次去过位于斯德哥尔摩的瓦萨沉船博物馆。这个民族在我的印象中是大个子。我的当地同学中，男生身高一般都在180厘米以上，女生身高很多都在170厘米以上，走在大街上，满眼看到的也都是大个子。可是在这个沉船博物馆中看到的资料却告诉我们，200多年前，北欧海盗却是名副其实的"武大郎"身材。

瓦萨战舰历时3年建成后，于1628年8月10日在斯德哥尔摩首航。当天的海港风和日丽，旌旗招展，威武的战舰在岸上人群一片欢呼声中缓缓驶出港口。可是仅仅行驶数百米，便被一阵微风吹倒在海里，船上数百名船员和海军未能幸免。20世纪80年代，这艘被打捞上来的战舰经过修复后对外开放，展览部分包括被打捞上来的船员骸骨。这些当时瑞典海军的精英，身高都只有160厘米左右。虽然当时为了降低船身高度和减少船的载重而招募身高170厘米以下的海军士兵，但至少说明当时有那么多身材矮小的男士。而现在在瑞典，160厘米左右身高的小伙子真是打着灯笼也难找啊。我在瑞典的博士导师身高185厘米，他说他只是中等个。

据说在19世纪，荷兰男士参军的最低身高标准是158厘米。当时荷兰的适龄青年中25%没有达到这一身高，现在荷兰青年的平均身高为182.5厘米。这些情况说明，遗传只是在一定程度上决定着人的身高，更重要的是环境因素。

再来看看我们的邻国日本和韩国，就更能体会环境对身高的重要作用了。最近英国伦敦的帝国理工学院做了一项世界各国百年身高变迁的调查，结果展示了全世界100多个国家近百年来青少年身高增长的结果。

这项调查发现，百年身高增长值最低的地区是撒哈拉以南非洲和南亚。自20世纪伊始，这些地区青少年的身高增长，在最近几十年趋于停滞，甚至有所倒退。难怪这项调查的牵头人发出感慨：遗传学只能解释大约1/3的身高差异，环境影响才是主因。与健康寿命、营养、教育和GDP指标一样，青壮年的平均身高反映出一个国家的健康程度，应将之视作各国人民幸福度的一项指标。

下表是中国、日本、韩国3个国家的平均身高自1914年至2014年的变化情况。日本和韩国都进入了世界青少年平均身高增长最快的前5个国家。日本、韩国都是非移民国家，不能用遗传基因的改变来说明身高的变化，唯一改变的只是环境因素。

韩国和朝鲜为同一民族，"二战"后两国的生活水平差距较大。韩国男性青年的平均身高达174厘米，朝鲜男青年的平均身高不足160厘米。这一事实，更加充分说明遗传不是影响身高的决定性因素。

表4-3 中、日、韩3国18岁青少年百年身高变化

国别	性别/身高	1914年	2014年	身高增长值
中国	男性身高（厘米）	161.0	171.8	10.8
	女性身高（厘米）	150.2	159.7	9.5
日本	男性身高（厘米）	156.2	170.8	14.6
	女性身高（厘米）	142.3	158.3	16.0
韩国	男性身高（厘米）	159.8	174.9	15.1
	女性身高（厘米）	142.2	162.3	20.1

既然身高是由遗传和环境两大因素决定，我们对孩子的遗传身高进行评估，可以在一定程度上了解环境因素对孩子的身高生长起了怎样的作用。

影响身高的一个重要基因叫Shox基因，存在于X染色体上，这个基因对身高有较大的影响。这个基因表达弱或者缺失，会在很大程度上阻碍孩子身高的生长。这也是为什么坊间有说法"爹矬矬一个，娘矬矬一窝"的原因。

不过据研究，影响孩子身高生长的遗传基因达数百个之多，孩子身高能长到什么水平，从遗传角度，取决于父母双方贡献给孩子的决定身高的有效基因的数量有多少，这是随机的，不以人的意志为转移。

但是，环境对孩子身高的影响是确定的。身高的遗传因素再好，如果孩子营养不良、睡眠剥夺、运动受限、情绪压抑，肯定无法达到理想的身高水平。

如何评价孩子的身高生长潜能是否得到了发挥呢？首先要计算一下遗传身高。遗传身高的计算方法很简单：

男孩的遗传身高（厘米）＝（父亲身高厘米＋母亲身高厘米＋12）÷2

女孩的遗传身高（厘米）＝（父亲身高厘米＋母亲身高厘米－12）÷2

上面计算公式中，12这个数值，是成年男女平均身高的差值。以我国为例，18岁男性的平均身高为172.7厘米，18岁女性的平均身高为160.6厘米，二者相减为12.1厘米。因此也有的遗传身高计算公式中，这个系数的数值为13厘米。这样算出来的遗传身高是平均值，在这个平均值上下6.5厘米的范围内，都属于遗传身高的正常范围。

我问过很多家长，很少有人愿意自己的孩子长在遗传身高平均值以下的水平，一般都希望儿子超过爸爸的身高、女儿超过妈妈的身高。2017年夏季，中国儿童少年基金会做了一项线上调查，调查了近万名0~6岁儿童家长，其中的一项调查结果显示，家长对孩子的平均期望身高在平均遗传身高之上6厘米。

2011年春天，我到桃红柳绿的杭州给当地儿童保健医生讲课。去机场接我和安排我行程的是年轻的儿童保健医生小金。她长得娇小无比，办起事来却十分干练。上午讲课结束后，小金陪我去吃饭。由于我上午讲课的内容是关于身高促进方面的，因此中午同桌吃饭，听到同行们都在谈论孩子身高的事情。

我听到有人问及小金孩子的身高，小金一脸沮丧："我自己这么矮，当初找对象也不敢要求男方个子很高。我们两口子都不高，孩子也不可能高到哪里去。"

我了解到，小金的女儿4岁半，上幼儿园中班。小金吃着菜，发表着对孩子身高情况的说明："好在我是做儿童保健的，该做的保健都做了。她实在长不高，我也对得起她了。"

听到这里，我拿出随身携带的我国《0~18岁儿童青少年身高、体重百分位数值表》，对小金说："这个标准你用过吧？"小金点点头。

"在长高这个问题上，家长是不是对得起孩子，不能凭家长的感觉，要用数据说话。"我举着标准对她说。

小金停下了夹菜的筷子，期待我的下文。

"我们先来计算一下孩子的遗传身高。"我对小金说。

小金掏出手机，两个拇指上下翻飞，很快算出了她女儿155厘米的遗传身高。

我让小金对照着标准，从最下面18岁一行找出155厘米的身高在10~25分之间的水平。小金说她女儿现在身高101厘米，对照着4岁半女孩的标准，是勉强10分的水平。

"看看，你女儿的身高还没有达到遗传身高的水平，你还好意思说对得起她。"我打趣道。

小金一脸窘迫，说自己以前从来没有想过应该这样精准地分析孩子身高遗传潜能发挥的情况。

"蒋老师，您给我们再详细讲讲，怎样才算遗传潜能发挥得好呢。"周围的同行也围坐了过来。

传播科学的育儿知识和理念，这是我最愿意做的事情。以前常常听我的一些同行说，她们下班后从不谈论工作。我戏称："难道你们做的是什么见不得人的工作或者保密工作吗？为什么下班后不能谈呢？传播健康知识，既能帮助人，又可以体现自身水平，多好啊！"

我正了正身子，开始口若悬河："首先准确测量孩子的身高，根据这个0~18岁的体格生长标准，看看孩子的身高得多少分。再计算一下遗传身高，也根据这个标准18岁的数值，看看遗传身高是多少分。把孩子的身高得分和遗传身高得分比较一下，就会有3种情况：

● 孩子的身高得分等于遗传身高得分。

● 孩子的身高得分大于遗传身高得分。

● 孩子的身高得分小于遗传身高得分。

你们谁家的孩子是第一种情况呢？"

"我家的女儿是第一种情况。"一位长着圆圆脸坐我对面的儿童保健医生开口答道。

"说说具体情况吧。"我有意考考她的理解程度。

"我女儿5岁，身高110.5厘米，我查了一下，是50分的水平。根据我和我丈夫的身高，我算出我女儿的遗传身高是160厘米，也是50分的水平。这种情况是不是还不错呢？"

我摇了摇头，叹息一声。

"很多家长，甚至我们儿童保健医生，一般都认为这种情况已经不错了。细细分析，如果孩子的身高只是长在遗传的水平，说明孩子的成长环境和父母儿童时期是一样的，怎么能体现家长给孩子营造的优于自己小时候的成长环境呢？如果家长对孩子的身高有需求，这种情况说明环境还有可以挖掘的促进身高的空间。"

圆圆脸的儿童保健医生一脸喜色，嘴角直向耳垂靠拢："那太好啦，我希望我女儿长到164厘米，是75分的身高，看来还有可以促进的空间，我得好好努力才行。"

"谁家孩子是第二种情况呢？"我环顾着一桌子吃饭的人。

"蒋老师，我家孩子是。"桌上唯一一位男医生带着骄傲的口气回答道。

"说说看！"这是我最希望看到的情况。

"我儿子遗传身高172.5厘米，50分的水平。他现在6岁，身高121厘米，有75分。"

"太棒啦，我就喜欢这样的情况。"我忍不住夸奖道。

"我们儿童保健医生，首先要把自己的孩子保健好。这样能够让自己的孩子成为榜样，从而告知更多的家长，身高环境干预的重要性和效果。"我停顿了一下，补充道，"千万不要让自己的孩子成为遗憾的样板啊！"

说到这里，我不禁想起不久前遇见的两个案例。

上海复旦大学的钱教授是我的朋友，她负责联合国儿童基金会的一个项目，请我帮忙给项目单位的基层儿童保健医生做体格生长监测方面的培训。钱教授的助手晓丽是钱教授的博士生，高挑的个子，清秀的脸庞，是我喜欢的类型。她已经毕业多年，是钱教授的得力干将。

我讲完课之后，晓丽挨到我身边，面露忧色地对我说："蒋老师，听完您的课，我感觉我儿子的身高好像有问题，您帮我评价核实一下好吗？"

这对我来说简直是小事一桩，我掏出培训用的我国《0~18岁儿童青少年身高、体重百分位数值表》，直截了当地问晓丽："你儿子几岁？多高？"

"5岁，107厘米。"晓丽的回答简洁明了。

我指着标准给晓丽看："10~25分的水平。"

"我孩子遗传身高177厘米，75分。"还没等我接着问，聪明的晓丽已经把后续的答案报出来了，让我觉得和她交流无比酣畅。

"你看，比75分低1个档次是50分，再低1个档次是25分。你儿子的身高水平比遗传身高低了2个档次了，这种情况需要排除疾病，尤其是内分泌疾病。你最好尽快带孩子去医院儿科内分泌科请专科医生看看。"

晓丽是个办事认真的人，不久她就给我反馈了就诊的结果。她儿子属于生长激素部分缺乏，需要用生长激素替代治疗。

身高生长和遗传有关，如果孩子的生长和遗传太不相符，就应该考虑疾病的可能。身高水平低于遗传身高2个档次，不一定就有内分泌疾病。但是一旦出现孩子身高明显低于遗传身高的情况，排除一下疾病，对孩子身高生长更为有利。

娜娜两口子都不太高，可是娜娜的女儿又高又壮，从上幼儿园小班起就比同龄孩子高出一截，这让娜娜颇为自豪，觉得在身高这个事情上，她女儿要打翻身仗了。

我在娜娜女儿7岁的时候见到这个孩子，虽然在聚餐场合，我还是不由自主地主动要求给孩子做做身高评价。

娜娜女儿遗传身高154厘米，10分的水平。孩子现在的身高125厘米，接近75分，比遗传身高要高出将近3个档次。一般而言，如果孩子的身高水平高出遗传身高2个档次，发生早长的可能性比较大。我一看孩子这种情况，极力主张娜娜尽快带孩子去拍手骨片，确定一下骨龄。

后续我得到的信息和我预想的一样，娜娜女儿的骨龄有9.5岁，乳腺也发育了，性激素水平也表明处于青春发育阶段，被医院诊断为性早熟。粗心的娜娜还以为孩子的乳房发育是因为胖的缘故呢！

孩子的身高水平高出遗传身高2个档次时，最好拍个手骨片做一下骨龄评价。如果骨龄没有提前于年龄，说明身高生长充分发挥了遗传潜能。如果骨龄提前，就要根据骨龄做身高的评价。

生长速度是硬道理

娇娇是个漂亮可爱的小姑娘，第一次在我家见到她时，2岁半的她看上去比同龄孩子矮。我让她在我家测量了一下身高，88厘米。根据数值表，在10分的水平。我从娇娇的妈妈那里得知，娇娇出生时身长49厘米、体重3千克，都是50分的水平。娇娇出生后半年纯母乳喂养，她妈妈的奶水也非常好，娇娇半年长了17厘米，比标准的平均速度多长了1厘米。体重长了4千克，比平均速度多长了1千克。

自从6个多月开始添加辅食以后，娇娇一直对母乳情有独钟，对其他食物兴趣不大。添加的食物以米粉为主，粗糙一点儿的食物，如稠粥、肉末、菜末、水果丁等，都没有注意添加。任何带一点儿渣的食物，娇娇吃进嘴里略微含化之后，接着就吐出来。眼看着孩子越来越瘦、越来越矮，把娇娇一家人急坏了。带孩子去医院保健科看了好多次，吃了好多促进食欲的汤汤水水，也没有让娇娇的胃口好起来。

娇娇还不满3岁，妈妈一狠心，把她送进了幼儿园。说来很有意思，在家里难以伺候的娇娇好像特别适应幼儿园的集体生活。幼儿园的饭菜在娇娇眼里如同山珍海味一般。她和小朋友一起吃饭，每顿都大快朵颐，常常受到老师的表扬，让那些不好好吃饭的小朋友向娇娇学习。如此一来，更激起了娇娇对吃饭的兴趣。

最近半年，娇娇身高长了3.8厘米，体重长了1千克，不过看上去还是比较瘦。

前几天，娇娇的妈妈给我打电话，问是否还需要带孩子去医院看看娇娇个子矮的问题。

我告诉她，生长速度是衡量孩子是否患有影响生长发育疾病的重要指标。3岁到3岁半期间，按照我国女孩的体格生长标准，身高平均增长3.8厘米，娇娇最近这半年身高生长达到了平均速度。

娇娇出生时的身长有50分，半岁时长到75分。长到2岁半时，降低到10分。这说明娇娇从半岁到2岁半之间的两年时间，身高生长速度肯定是很低的。现在能够恢复到平均的生长速度，说明没有疾病的问题。听我这么一分析，娇娇的妈妈长长舒了一口气。

我在各地做儿童保健项目时，经常和当地的儿童保健医生聊起儿童身高促进的事情，并建立了全国儿童身高促进交流的QQ群。一次，群里一位湖北襄阳的王医生，请我给她朋友的孩子指导一下身高促进。

这是一个6岁的男孩，在幼儿园每次体检中，身高都位于正常范围。也正因为正常，孩子家长对体检结果单上孩子身高在"中－"的水平就没有在意。

最近，孩子妈妈听王医生说，听过我的课后，了解到身高和体重监测的重要性，也开始每个月给孩子测量身高。

头两次测量，发现孩子1个月时间，身高几乎没有长，当时想着可能是因为冬天的缘故，长得慢。后两个月，孩子的身高还是长得很慢，1个月大约长0.2~0.3厘米的样子。连续半年监测下来，身高一共长了1.7厘米，体重长了1.8千克。

孩子妈妈问我是否要去医院做检查，我告诉她，从4岁开始到孩子进入青春期之前，每年身高应该增长5~7厘米、体重增长1~2千克。如果身高长得太慢，一年增长不足5厘米，可能存在疾病的风险。如果身高长得太快，一年超过8厘米，也要警惕有骨龄超速生长的可能，甚至会有性早熟的风险。

这个孩子半年身高只长了1.7厘米，明显低于正常范围。体重却长得挺快，不像是营养因素导致的身高生长迟缓，需要排除内分泌激素异常的问题。我建议她尽快带孩子去儿科内分泌看病。

这个家长对孩子的身高很在意，很快就把就诊结果反馈给我了：孩子患了生长激素缺乏症，需要用生长激素替代治疗。

根据我国《0~18岁儿童青少年身高、体重百分位数值表》的标准，可以粗略地计算出各个年龄段儿童身高和体重每月的平均增长值。具体方法是，选择这个标准表50分的那一列，把下一行的数据减去上一行数据，就是这一年龄段期间身高和体重的平均增长值。

比如，男童标准中2个月龄儿童50分的身高是58.7厘米、出生的身高是50.4厘米，58.7−50.4=8.3（厘米），那么男童出生后头两个月身高平均增长值是8.3厘米。再除以2，等于4.15厘米，就是生后头两个月每个月身高的平均增长值。再比如，4月龄女童50分的身高是63.1厘米，6月龄女童的50分的身高是66.8厘米，66.8－63.1＝3.7（厘米），即从4月龄到6月龄这两个月期间，女童的平均身高增长值是3.7厘米，也就是每月身高增长值是3.7÷2＝1.85（厘米）。

　　下表是根据我国《0~18岁儿童青少年身高、体重百分位数值表》计算得出的0~36月龄儿童身高、体重平均增长值。这仅仅是个参考值，不是通过严格科研得出的儿童体格生长纵向速率标准，但是用于儿童生长速度的简单评价，这样的平均参考值还是有一定的实用性。

表4-4　婴幼儿身高和体重的平均增长速度参考值

月龄（月）	身长/身高（厘米）		体重（千克）	
	男	女	男	女
0~2	8.3	7.7	2.4	2.0
2~4	5.9	5.7	1.8	1.6
4~6	3.8	3.7	1.0	0.9
6~9	4.2		0.9	
9~12	3.9		0.7	
12~15	3.3	3.5	0.6	
15~18	2.9	3.0	0.6	
18~21	2.9		0.6	
21~24	2.9		0.6	
24~30	4.9		1.1	
30~36	3.5		1.1	

身高生长的速度是否合适，一是和遗传身高相比，二是和期望身高相比。如果孩子的遗传身高超过了平均水平（男172.7厘米、女160.6厘米），那么孩子每月或每一阶段的身高生长速度也应该超过平均水平才合适。如果家长对孩子的期望身高在平均水平以上（男172.7厘米、女160.6厘米），那么孩子每月或每一阶段的身高生长需要超过平均水平，将来达到期望身高的希望才比较大。

身高生长不是每个月均匀地生长，一般而言，春天长得最快，冬天长得最慢。因此当孩子1个月身高没有增长时，不一定是异常的表现。可以继续连续监测，观察3个月、半年、1年的身高生长速度。

如果生后第一年婴儿阶段身高增长低于23厘米、第二年身高增长低于9厘米、第三年身高增长低于7厘米，都有可能存在疾病的风险。

孩子进入青春期后，身高增长应该出现每年7厘米以上的生长速度，如果青春期没有出现身高生长加速，也可能会影响最终的成年身高。

体重的增长速度是值得关注的问题。控制体重的增长速度，预防肥胖的发生，是促进身高的有效方法，也是家长通常不在意的方面。

体重的增长达到平均水平就足够了，如果能控制在平均速度以下就最好啦。3岁以后到进入青春期前，孩子每年的体重增长1~2千克足够。按照这一标准，每月的体重增长值是0.1千克左右。

我经常见到很多幼儿园的孩子，过个春节和寒假，就把1年的体重指标长完了。有些搞不清状况、不了解孩子正常体重增长值的家长，还去抱怨幼儿园伙食差，导致他家孩子好几个月不长体重。

身高和体重虽然都是儿童体格生长的指标，但是生长期是完全不同的。身高的生长只有十几年的时间，一旦长完，一生几乎无法改变，而体重可以长一辈子。

因此，以身高促进为导向的理想的体格生长速度是：努力促使身高生长速度达到或超过平均水平；控制体重增长速度在平均水平或以下。简单一句话，控制体重，促进身高。

我经常语重心长地告诫那些为孩子体重增长慢而忧心忡忡的家长，先把孩子的身高长起来，等身高不长了，孩子的体重你想怎么长都可以。现在找对象、找工作都要看身高，不是看体重，没有听说哪个姑娘找对象一定要找个200斤的男孩，也没有听说哪个单位录取职工必须达到某个体重下限。

最近，我在深圳一家医院做身高管理案例会诊，一上午的时间，和儿童保健科、儿科的同行一起分析了十几个案例。其中有2个同年龄的男孩，都是21月龄的孩子，都是3~10分的身高，都已经用保健的方法干预了3个月。我提出第一个孩子可以继续在儿童保健科干预，第二个孩子应该转诊到内分泌专科排除相关疾病。

儿童保健科的一位年轻医生露出不解的神情："蒋老师，都是一样的情况，为什么处理方法不同呢？"

"生长速度是判断的关键！"我解释道，"18~21月龄的3个月期间，平均身高生长速度是3厘米。第一个孩子，干预后身高增长了3.5厘米，超过了平均速度，呈现出良好的干预效果。第二个孩子，只长了1.5厘米，明显低于平均速度，说明保健干预效果不佳，需要排除影响身高的疾病。"

看到提问的年轻儿童保健医生频频点头，我又补充道："内分泌专科医生在诊治影响身高的疾病方面，比儿童保健医生更有经验。当我们用保健的方法干预3个月后，如果身高生长速度不佳，就尽快转诊，以免耽误孩子的疾病治疗，影响孩子将来的身高。转诊去内分泌专科排除疾病后，我们再继续用保健的方法进行干预。即使在内分泌专科诊断了疾病、进行治疗后，我们仍然可以继续采用保健的干预方法，同时监测孩子的身高和体重，观察治疗后的效果。转诊去内分泌专科也可以间接帮助我们提高身高促进的临床水平呢。"

参加会诊讨论的另一位医生深有感触地说："这就是借力啊！"

匀称度不可小觑

秋天，是北京一年中最好的季节。看着难得的蔚蓝天空，感受着秋高气爽的天气，我的心情无限愉悦。虽然上了一天的班，下班后还要给几个预约的孩子做身高促进的指导，但是美好的心情好像会淡化身体的疲惫，我一点儿都不觉得累。

那天傍晚，我和专程赶来观摩我做身高促进指导的儿童保健医生张医生在诊室接待的第一个孩子是个5岁的男孩。他妈妈带他见我时，开口就对我说："我家孩子不胖吧？"

我有些纳闷，望着跟在她后面那个胖墩墩、虎头虎脑、不停地蹦蹦跳跳的小男孩，心想大概是前台接待的工作人员说了些评论她孩子体形的话吧。

我笑着对她说："先请坐，咱们一会儿一起来评价一下孩子的身高和体重。"

等这位家长落座后，我在征求孩子和家长意见后，请工作人员把孩子带到儿童乐园区域，以便我和家长专心地沟通。

我首先问家长希望孩子将来长多高。

"180厘米！"

得到家长迅速肯定的答复后，我拿着前台工作人员根据孩子基本情况录入后自动生成的评价和我国《0~18岁儿童青少年身高、体重百分位数值表》，逐项给家长解释。

"孩子当前身高是50分，对应的成年身高是172厘米。期望身高180厘米，90分的水平，目前的现实和理想相差8厘米。遗传身高172厘米，50分的水平，和孩子当前的身高水平一致，说明环境对孩子的身高没有促进作用。从4岁到5岁的1年时间里，孩子身高增长6厘米，属于5~7厘米正常范围的平均水平。这和遗传身高水平相符，是低于期望身高的生长速度的。如果想要长到180厘米的身高，最好达到1年7厘米的速度。"

我停顿了一下，用询问的眼神看着家长问道："我分析的这些内容，你都明白吗？"

"明白。"

"说完了身高，下面我们来分析一下孩子的体重情况。"家长点点头，满脸的期待。

"根据孩子的年龄，按照我们国家的儿童体格生长标准，1年的体重增长为1~2千克。从4岁到5岁1年时间，你的孩子体重增长了4.2千克，有点儿多了。"

家长有点儿不好意思地解释："确实是长多了，暑假在家，每天都吃好几根冰棍。我们单位发的饮料，大部分也都进了他的肚子。我们两口子都做记者，经常出差不在家。假期，他在奶奶家待的时间比较多，动不动就让奶奶带他去快餐厅。奶奶宠着他，每次都满足他的要求。我每隔几天看到他，感觉他像被吹了气的皮球一样变得越来越圆滚滚的。"

家长停了一下，继续说道："我看有些小孩，长得又胖又高的。我看我孩子身高也在长，就想着也许长胖的同时也能促进身高呢。是不是这样啊？"

"不同的体形对身高确实有影响，我们先来评价一下孩子的体形吧。你孩子的年龄6岁，身高118厘米，50分的水平，体重23千克，90分的水平。

把身高的得分和体重的得分相比一下，就会得出3种情况：①身高得分＝体重得分。②身高得分>体重得分。③身高得分<体重得分。"

"我家孩子属于第三种情况。"没等我询问，这位家长已经得出了结论。

"第一种情况是匀称的体形，第二种情况是苗条的体形，第三种情况是粗壮的体形。"

"体重对身高的影响，可以这样来看待。长身高需要营养，长体重也需要营养。你对孩子的身高有180厘米的期望，对体重有什么具体的期望吗？"

"没有，别太胖就行。"

"那么，在孩子成长的过程中，就要以180厘米的身高为主要的体格生长目标，要让体重为身高让路，让体重为身高助力。"

"如何让体重为身高助力呢？"

"你看，长身高、长体重都需要营养。匀称的体形，身高和体重长在同一个水平，说明体重自己管自己，没有为身高做贡献，是明哲保身的体形。"我喝了一口水，继续解释。

"苗条的体形，是大公无私的体形，体重把自己的营养贡献给了身高，让身高先长起来。"

"那我家孩子的体形就是自私自利的了。"这位孩子妈妈自嘲道。

我惊讶于家长的悟性，点点头道："你家宝贝的体重是90分，身高是50分，说明体重把自己的营养用完还不算，还把身高的营养也拿过来用了一部分，这对身高的生长会起阻碍作用的。"

做完了孩子的个性化评价，我又针对家长对孩子180厘米的期望身高做了身高促进方案，交代家长回家执行。

当诊室只剩下我和张医生时，她不解地问我："蒋老师，长身高需要的营养和长体重需要的营养不一样吧？体重长多了，真的会妨碍身高生长吗？"

我很欣赏张医生求知的精神，耐心解释道："体重增长过多、过快，主要是容易导致骨龄提前。一般而言，苗条的孩子，骨龄比年龄落后一点儿的居多。粗壮的孩子，骨龄比年龄提前的居多。如果遇到和一般情况不相符的案例，一定要排除疾病的风险。比如，苗条的孩子出现骨龄提前，要警惕有发生性早熟的风险。粗壮的孩子表现为骨龄落后，要警惕有生长激素缺乏的可能。"

张医生是个聪明人，她融会贯通的能力超强。看到她的眼神，我知道她完全弄懂了她问的问题。

我正准备请工作人员让下一位家长进来时，张医生又发问了："刚才那个小男孩属于肥胖了吧？"

我听了一愣，随即笑了，和张医生谈了我的看法："儿童保健医生技术水平的提高，有赖于家长的依从。我们给的身高管理指导方案是否有效，需要家长监测身高、体重和复诊。所以，和家长的沟通能力，体现了医生的水平。家长不喜欢听的话，咱们尽量不说。肥胖是个贬义词，不管孩子是否肥胖，家长普遍都不爱听。我们用粗壮这个中性词代替肥胖，可以让家长听着舒服一点儿，心理压力小一点儿，下次再来的可能性就会大一点儿。同样的道理，我们也不要轻易对家长说孩子太瘦，也可以用苗条来替代瘦，免得家长心理有负担，强迫孩子进食。"

张医生一听，连连点头，深感儿童保健医生的不易：不仅需要很强的综合素质，还要充分考虑家长的感受。

第五章

骨龄的奥秘

身高的早长和晚长

我在交大的家属院住了20多年。当年，院子里有一批孩子跟我的孩子差不多大，都是同学，家长之间也混得烂熟，经常相互接送孩子，闲暇时常常相约带孩子到交大校园玩耍。孩子们追逐嬉戏，家长们扎堆聊天。

当时那群孩子中，我家孩子的个头属于比较矮的，另外有3个孩子是同样的身高，还有几个比较高的孩子。这3个身高相同的男孩跟我家孩子是同班同学，名字分别叫达强、迪勇和小亮。达强长得瘦精精的，肤色略黑。他妈妈经常戏称他为"非洲难民"，每次见到我都要咨询关于怎样让孩子多吃点儿、长胖点儿的问题。8岁的他经常露出龇着的门牙、脸上绽放着没心没肺的笑容，跟在小亮屁股后面做尾巴。有时，在校园里能看到达强和比他小的孩子混在一起，甚至连幼儿园的孩子也能玩到一块儿。达强的妈妈看到此景，经常摇头叹气，说她儿子太幼稚。

小亮是这群孩子的领头羊。他的体形比较粗壮，一脸的成熟似乎超过他的实际年龄。他的主意比较多，孩子们都愿意在他的带领下玩各种游戏。据小亮的妈妈介绍，小亮刚上幼儿园大班就开始换牙，和同龄同学各类参差不齐的换牙状态相比，小亮一口已经换过的整齐的门牙显得十分漂亮。小亮很懂事，学习成绩也很好。小亮的妈妈经常对我们几个家长炫耀，这样的儿子养上十个八个也不嫌多。

有一次，我和一群孩子妈妈闲聊，说起我最近带孩子去拍了手骨片。达强、迪勇和小亮的妈妈都非常感兴趣，纷纷凑过来了解详情。当得知只需要在校医院拍一张左手的X光片，就可以为孩子们评价骨龄的时候，这些妈妈觉得这件事简单，可以做一下。

不久，我就得到了这几个孩子的手骨片。我对每张手骨片手腕部桡骨和尺骨、手掌和手指一共13个骨骺进行细细评价之后，发现这3个同样年龄、同样身高的男孩，骨龄完全不同。他们都是8岁的年龄，达强的骨龄7岁，属于晚长类型；迪勇的骨龄8岁，和年龄一致；小亮的骨龄9岁，属于早长的类型。

我抽空把3位妈妈召集到我家，指着骨龄身高生长曲线对她们细细解释："迪勇的骨龄和年龄是一样的，不管用年龄还是骨龄来评价，他的身高都是50分的水平，也就是长在172厘米的曲线上。如果任其自然生长，将来他的身高很可能还是50分的水平，也就是172厘米左右的样子。"

"太矮啦！"还没等我把话说完，迪勇的妈妈迫不及待地喊着。

我看了她一眼，安慰着一脸沮丧的她："别着急，待会儿再说想办法让孩子长高的事情，我们接下来看看小亮的情况。"

我见小亮妈妈眼睛一亮，神情无比专注，一副要了解个究竟的样子，便指着曲线图上迪勇右边的点对小亮妈妈说："小亮的骨龄比他的实际年龄大1岁，属于早长的类型。虽然你们3个人的孩子年龄一样大，可是骨龄却不一样。评价一个孩子身高的水平，光看年龄是不准的。每个孩子身高停止生长的年龄是不一样的，有的孩子能长到18、19岁，有的孩子15岁就不长了，这种现象你们都见过吧？"

她们都频频点头，表示认同我的话。

我接着解释骨龄的重要性："可是一般情况下，每个孩子长完身高的骨龄是一样的，男孩子一般长到骨龄16岁，女孩子一般长到骨龄14岁，身高基本上就封顶了。"

"可是，常常听一些老人说，男孩子的身高，23岁还蹿一蹿呢，不是真的吗？"

我摇摇头道："那几乎是不可能的。老人们以前生活的年代，营养状况普遍不佳，晚长的孩子多，身高停止生长的年龄比较晚。不过，一般也就长到18~20岁。说到23岁还蹿一蹿，那就比较夸张了。现在的孩子，营养状况普遍很好，一般都在18岁以前就停止生长了。"

"快说说我家小亮的情况吧，早长会怎样呢？"

我看了小亮妈妈一眼，指着曲线图上小亮的骨龄点，继续解释道："按照小亮的年龄，他的身高在50分的水平，可是他的骨龄已经9岁了，我们就不能按他8岁的年龄来评价他的身高，而应该用9岁的骨龄来评价他的身高。你看，他的身高水平就落到25分了。按照这样的水平长下去，将来的身高可能在168厘米左右的样子。"

"啊！天哪，怎么这么矮啊。我得找个地方坐下，受不了啦。"

我同情地看了小亮妈妈一眼，心想，相比之下，刚才嚷嚷儿子太矮的迪勇妈妈应该感到幸运。

这时，一直没有出声的达强妈妈怯怯地问："我家孩子的情况怎么样呢？"

"你家达强是晚长的类型。"我指着曲线图上迪勇左边的那个点，对达强妈妈说，"达强的骨龄比年龄小1岁，按照他8岁的年龄，他的身高得分是50分。按照他7岁的骨龄来评价他的身高，他的身高就到了75分的水平了。这个水平对应的成年身高是176厘米。"

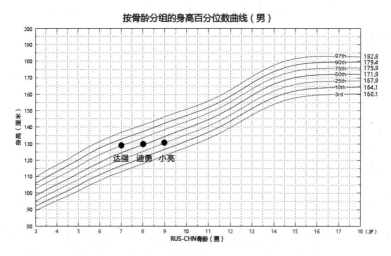

——● 图5-1 达强、迪勇和小亮的骨龄身高水平

听完我的解释，达强妈妈满脸的喜色。她看了看旁边黯然神伤的两位妈妈，赶紧把咧开的嘴收拢，做出认真的神情问我："孩子的身高早长和晚长是由什么决定的呢？"

她这么一问，另外两位妈妈也非常感兴趣地探着耳朵听我继续分析。

"受遗传的影响，也有个体的特质因素。更重要的，是受营养和环境因素的影响。"

我喝了一口水，接着说："比如体形，就是影响孩子骨龄的因素之一。一般而言，粗壮型的孩子，骨龄容易提前；苗条型的孩子，骨龄一般会落后一些。"

达强妈妈一听来劲了："我一直为我家达强长得太瘦发愁呢，总想让他长胖点儿。看来他这么瘦也有优点啊，对身高起促进作用了。"

看着她们3个人不同的神情，我不禁想起"几家欢乐几家愁"这句话。真希望这次的骨龄评价，能让她们认识到骨龄对身高的影响，能从行动上开始对孩子进行身高促进的管理和干预。

成长板是长高的老板

身高是由骨骼的高度决定的，组成身高的骨骼包括头颅、脊柱、大腿骨、小腿骨和脚骨，影响身高的骨骼因素还包括脊柱的弯曲度和足弓的高度。

　　身高的生长，从胎儿时期就开始了。如果婴儿出生时身长较短，在47厘米以下，这说明孩子在胎儿阶段的骨骼生长有问题。如果是因为早产导致的出生时身长较短，主要是因为骨骼生长不成熟，出生后有可能不成熟的情况继续存在，导致孩子身高生长速度不快；也有可能出现追赶生长，身高生长的速度很快，到2岁左右追上正常的身高水平。如果足月出生的孩子出生时身长较短，有可能是导致孩子骨骼生长的各方面因素出了问题，这些问题在孩子出生后很可能持续存在，导致孩子身高生长的速度缓慢，一直偏矮。

　　孩子出生以后，身高每年都在长，骨龄每年也在长。等男孩长到骨龄16岁、女孩长到骨龄14岁时，身高生长基本上就停止了。刚出生的婴儿，脑袋占身长的1/4，显得很大，身子较长，腿比较短，典型的"武大郎"身材。

　　孩子出生以后，身高增长最快的部位是下肢，包括大腿和小腿。带孩子的宝妈们最深切的体会是，宝宝的裤子很快就短了。大腿有一根长骨，称为股骨，小腿有两根长骨，分别是粗一点儿的胫骨和细一点儿的腓骨。长骨的形状，都是两头粗、中间细，两头粗的部位，是成长板存在的地方。

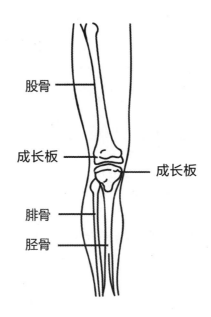

股骨

成长板

成长板

腓骨

胫骨

———— 图5-2 下肢长骨骨骼

　　从X光片上看孩子膝关节的部位，能清楚地看到大腿骨和小腿骨
3根长骨的成长板。长骨的两端都有成长板，两条腿一共有12个成长
板，分布于髋关节、膝关节、踝关节等部位。长骨两头最顶端圆圆的
部位，是骨骺。接着骨骺的部位，是骨干。骨骺和骨干之间的缝隙，
就是成长板。

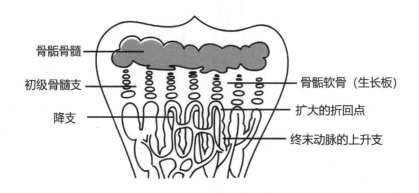

骨骺骨髓

初级骨髓支

降支

骨骺软骨（生长板）

扩大的折回点

终末动脉的上升支

──◆ 图5-3 图中骨骺软骨所在部位，即成长板

记得几年前，我的一个朋友的儿子，经常膝盖疼。我朋友带她儿子去拍了膝关节的X光片，之后拿着她儿子的片子，大惊失色地来找我，说她儿子的腿骨断了，还不止断了一处。我细细了解才发现，她把孩子下肢骨的成长板当成骨折的裂缝了，白白让自己担惊受怕。

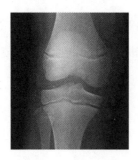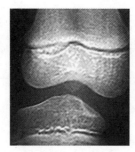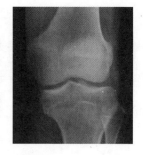

──◆ 图5-4 左一和左二图为成长板尚未钙化的膝关节X光片，
右一图为成长板已经基本钙化融合的膝关节X光片

成长板在X光片上只是一道黑色的缝隙，实际上这里却是生长无比旺盛的软骨细胞的聚集区。由于软骨细胞密度较低，容易被X射线穿透，在X光片上呈现黑色的阴影。而骨骺和骨干含钙较多、密度较高，不容易被X射线穿透，在X光片上呈现不透光的白色致密影像，呈现出骨头的形状。

由脑垂体分泌的生长激素，作用到肝脏合成胰岛素样生长因子。生长因子促使成长板那里的软骨细胞不断分化增殖，1个细胞长成2个细胞、2个细胞长成4个细胞，细胞数量不断增多、细胞体积不断增大。这些软骨细胞在幼年时期，如同自由市场熙熙攘攘、杂乱无章的人群，毫无秩序地挤作一团。

软骨细胞逐渐长大后，便向着骨干的方向行进，如同进入幼儿园的小朋友，开始学会排队了。这些长大一点儿的软骨细胞，沿着长骨的方向，排成一列一列的纵队，如同排队放学的小学生，又像一串串的糖葫芦。每一个软骨细胞不断膨大的同时，不断朝着骨干的中心部位前进。就这样，新生的软骨细胞在成长板的部位不断涌现，推挤着大一些的软骨细胞不断向骨头中间走，骨头就被"挤"长了。等到软骨细胞长到足够大时，就像身体中所有新陈代谢的细胞一样，老死了、凋亡了，这时，会有大量的钙质（羟基磷灰石）填入这些凋亡的细胞躯壳中，变成坚硬的骨质。

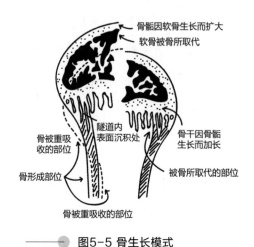

骨骺因软骨生长而扩大
软骨被骨所取代
隧道内表面沉积处
骨被重吸收的部位
骨干因骨骺生长而加长
骨形成部位
被骨所取代的部位
骨被重吸收的部位

———— 图5-5 骨生长模式

　　骨骼生长的过程，就像生命周期一样，从娇嫩的婴儿，到蹒跚学步的幼儿，到进入幼儿园的学龄前儿童，然后进入小学、中学、大学，进入青年、壮年、中年、老年。骨骼生长的过程中，受遗传基因、生长激素、胰岛素样生长因子、甲状腺素、蛋白质、维生素A、维生素D、钙元素等各种因素的调控，就像孩子在长大成人的过程中，会受先天和后天环境因素影响，进而形成不同的人生一样。

　　长骨生长的过程中，在婴幼儿时期，两头圆圆的骨骺，还没有长出来。随着孩子年龄的增长，骨骺的部位慢慢长出一个小白点。这个小小的骨骺体积不断长大、形状不断变化，成长板也因此由宽变窄。当孩子长到十几岁，成长板部位就不再有新的软骨细胞增殖，原有的软骨细胞全部长大、凋亡、钙化了，骨骺和骨干逐渐融合到一起，成长板就消失了，长骨的生长也就停止了。

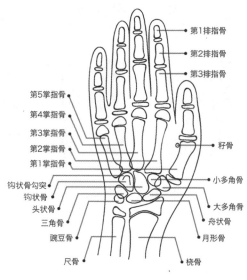

第1排指骨
第2排指骨
第3排指骨

第5掌指骨
第4掌指骨
第3掌指骨
第2掌指骨
第1掌指骨
钩状骨勾突
钩状骨
头状骨
三角骨
豌豆骨
尺骨

籽骨

小多角骨
大多角骨
舟状骨
月形骨
桡骨

图5-6 标准骨龄

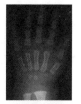
1岁男童手骨

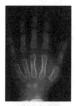
2岁男童手骨

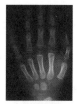
3岁男童手骨

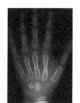
4岁男童手骨

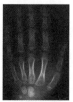
5岁男童手骨

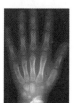
6岁男童手骨

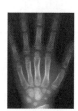
7岁男童手骨

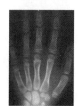
8岁男童手骨

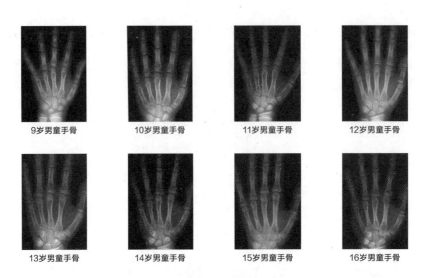

9岁男童手骨 10岁男童手骨 11岁男童手骨 12岁男童手骨

13岁男童手骨 14岁男童手骨 15岁男童手骨 16岁男童手骨

图5-7 1~16岁男童手骨片

　　成长板就像长高的老板，老板说能长，就能长；老板说不长了，就不能长了。

　　身高停止生长的指挥棒，是身体里的性激素，尤其是雌激素。孩子年龄小的时候，无论男孩还是女孩，身体里低水平的雌激素可以促进身高生长，同时也促进骨龄生长。当孩子进入青春期后，体内雌激素浓度增高，除了促进身高快速增长，还会发出指令，让成长板部位的软骨细胞停止增殖，身高很快停止生长。

　　上帝创造人类时，设计无比精妙。女孩子进入青春期后的显著标志，是出现初潮。有初潮意味着卵巢发育成熟了，有卵子排出，而有排卵意味着可能受孕。一个怀孕的妇女，如果身高还继续生长的话，成长板受力会太大，骨质不够坚硬，将损害下肢腿骨的健康。因此，女孩子出现初潮后，一般1~3年身高生长就停止了，在此期间，身高也只能再长5厘米左右，这是非常符合人类生理过程的。

男孩子体内的雌激素浓度相对较低，雄激素在体内达到较高浓度的年龄比女孩晚2年左右，也就是男孩在青春期前比女孩多长2年左右。青春期前儿童的生长速度，每年长5~7厘米。同时，雄激素比雌激素对身高的促进作用更强，因此男性成年身高比女性平均高12~13厘米。

骨龄的评价，就是根据成长板的形状而定的。人体长骨的成长板有很多，除了下肢骨，还有上肢骨和手骨。人体各个部位的成长板在生长水平上基本是一致的。因此，为了拍片方便，一般用手骨来判断骨龄——通过对手臂靠近手腕部位的长骨（桡骨和尺骨）及手掌、手指一共13个骨骼生长发育状况的评价，就可以判断一个孩子的骨龄。如果手骨部位的成长板都钙化闭合了，那么膝关节等下肢骨的成长板也基本上钙化消失了。

前一段时间，我的一个老朋友带他12岁的儿子去拍了手骨片，医院给出骨龄12岁的评价报告，预测他儿子成年身高165厘米。

他无比郁闷地给我打电话："去年的骨龄才10岁，怎么1年长出2岁的骨龄了？体重也只长了2.5千克啊！"

我仔细了解，才知道他去年是在另一家医院拍片做评价的。我让他把1年前后的2张手骨片发给我，我用同一个标准评价后给出的结果是，他儿子去年的骨龄为10.2岁，今年的骨龄为11.4岁，增长了1.2岁。

我国的很多机构用不同的标准评价着孩子的骨龄。目前最新的国家骨龄行业标准是2006年国家体育总局发布的中华人民共和国体育行业标准《手腕骨成熟度及评价方法》，简称"中华05标准"。我国很多儿科内分泌医生用的是Greulich－Pyle图谱法，简称"G－P图谱法"。体育界对骨龄的要求比较高，每逢体育赛事，都有大批骨龄裁判进驻赛场，对年龄介于少年和青年之间的参赛运动员的骨龄进行评价，以甄别参赛的组别。选拔少年运动员也需要骨龄结果，因为不同的运动项目需要有不同的身高要求。

当年跟随北京市体育科学研究所青少年运动员选材中心的老师学习骨龄评价技术时，我了解到，体操运动员的选拔，就需要选那些长不高的孩子。这也给一些家长造成了误会，以为练体操会让孩子长不高。殊不知，是长不高的孩子才被选去练体操。

评价骨龄时，最好采用同一个标准进行评价，或者家长可以把每次孩子的手骨片都请同一个医生评价，或者在同一家医院进行评价，这样可比性会比较高。

从手骨片上读出的信息

夏日的银川，烈日炎炎。为了支持西北地区儿童身高促进工作的开展，中国医师协会在这里举办全国儿童身高促进门诊建设和骨龄评价培训班，我应邀来到这个宁夏的省会城市授课。

第一天上午的课程讲到一半，中间休息时，我刚坐下歇口气，几位培训班的学员就围拢过来问问题。其中一位来自内蒙古的儿童保健医生一直站在外围静静地听着大家的询问和我的解答。直到大家都问完离开了，她才靠过来怯怯地问："蒋老师，我儿子刚刚参加完高考，我带了他的手骨片来，您能帮我看看他还有长高的可能性吗？"

我心想：18岁的高考生，哪里还有身高可长呢？不过嘴里还是答应着接过这位同行递过来的片子。对着灯光一看，清晰的数码X光片上拍着两只手，用于评价骨龄的13个成长板全部钙化消失，连痕迹都看不见了。

我摇了摇头，把片子递给她："长骨生长停止了，身高基本没有增长的可能了。"

这位医生接过她儿子的手骨片，神情黯淡地说："我也知道没有长高的希望了，还是不死心，来参加这个培训班，就把孩子的片子带来让老师核实一下。"

她望着我，遗憾的气息弥漫在我俩之间，从她的眼里到我的心里。

她诉说道："我以前是一名儿科医生，整天忙着给患儿治病。前几年不想上夜班了，转到儿童保健科，才感受到儿童的疾病预防和健康促进比治病更重要。我要是早几年能听到蒋老师您的课就好了，那样我儿子也许就不会只有160厘米的身高了。这次我来参加身高促进和骨龄评价培训班，就是想学好技术，回去好好开展身高管理服务，让更多的孩子和家长少些遗憾。"

身高是否还有增长的空间，是评价大年龄儿童手骨片首先可以了解的。根据手骨片上成长板是否存在、成长板数量的多少、成长板缝隙的形状，基本可以确定一个孩子还有多少长高的潜能。成长板数量多、缝隙大的孩子，身高生长潜能就比较大。

前些年，我曾经被朋友晓洁相邀设计一款身高管理软件，眼看快要成了，结果晓洁公司该项目投资人撤资了。此事便不了了之，我和晓洁也许久不联系了。前不久，不知道她通过什么途径得知了我的微信，加我好友后，请我帮忙给她朋友12岁的女儿看看手骨片。

发到我微信中的手骨片模模糊糊，所有掌骨和指骨的成长板都看不清楚，只有手腕部桡骨和尺骨的成长板还清晰可见。我让晓洁把片子照清楚一点儿再发给我，她马上回复道："明天让家长把片子放在阅片灯上拍了发给你。"

翌日，我去北京一家医院讲课的路上，收到她发来的手骨片，才发现我头天晚上看着模模糊糊的掌骨和指骨的成长板都消失了。

我给她发消息："这个女孩大约还能长1~2厘米的样子。"

她随即发来这样一条信息："天哪，完蛋啦，她现在的身高只有149厘米。"

　　小梅是我结识了20多年的朋友，在一家妇幼保健院当儿童保健医生。一次聚会闲聊时，她谈起她几天前遇到的尴尬。小梅的一位儿时伙伴带着自己8岁半的女儿去找小梅。由于孩子自述乳头部位疼，小梅的发小怀疑自己女儿已经进入青春期开始发育了，便想请小梅看看。

　　小梅那天没有门诊，就在办公室接待了这对母女。小梅听完孩子妈妈的描述，就去掀孩子的衣服。没想到这个小女孩看到小梅当着办公室这么多人的面要露出她的隐私部位，害羞得紧紧护住自己的衣服下摆，红着脸，眼泪在眼眶里打转转，不让小梅的行为得逞。

　　听小梅说到这里，我不禁想起一位儿科内分泌专家在一次讲课时的自我调侃。内分泌医生判断孩子青春期发育程度，需要查看女孩的乳房或男孩的睾丸大小，因此往往被同行戏称："内分泌科就像个流氓科，一天到晚掏鸡窝。"

　　涉及隐私的检查常常让人感觉不方便，而从手骨片上就能在很大程度上比较准确地判断孩子的青春期发育程度，能避免诸多尴尬。

　　判读骨龄时，一般把手骨片的大拇指放在右侧，大拇指为第一指、食指为第二指、中指为第三指、无名指为第四指、小指为第五指。靠近手掌的手指骨为近节指，手指尖的那一节骨为远节指，大拇指只有两节指，其他4根手指都有中节指。

　　生长期的儿童，每一节手指长长的骨干一端，都有一块小小的骨骺，骨骺和骨干之间的缝隙，就是成长板。骨骺刚刚长出来时，是个很小的白点，之后骨骺逐渐长大变宽。当第三指中节指骨骺的宽度和骨干的宽度一样宽的时候，孩子一般就进入青春期了。这时一般男孩的骨龄约为11.5岁、女孩的骨龄约为9.5岁，这时候女孩开始出现乳房发育、男孩睾丸开始增大，同时身高和体重开始迅速增长，出现生长突增。

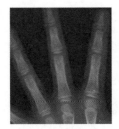 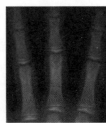 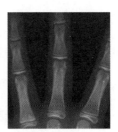

| 中三不等宽 | 中三等宽 | 中三超宽 |

————● 图5-8

随着青春发育时间的延长，手骨第一掌骨内侧靠近大拇指一端，会出现一块圆形的像珍珠一样的小骨头，称为种籽骨。

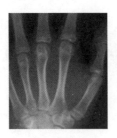 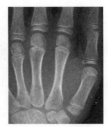

| 右侧大拇指下方、第一掌骨
上端内侧可见种籽骨 | 种籽骨还没有出现的手骨片 |

————● 图5-9

女孩子出现种籽骨的骨龄，大约是10.5岁左右。在此之后大约1~2年，会出现初潮。女孩子出现初潮时的骨龄一般为12岁，之后身高继续增长1~3年，一共再长5厘米左右的身高。初潮后第一年，身高增长2~3厘米，第二年增长1~2厘米，第三年增长0~1厘米。

一般而言，初潮时骨龄小于12岁、遗传身高超过平均水平、苗条身材的孩子，初潮后身高有可能继续增长5~8厘米。而初潮时骨龄大于12岁、遗传身高低于平均水平、体形粗壮的孩子，初潮后身高继续增长的幅度可能低于5厘米。男孩子出现种籽骨的骨龄一般为13.5岁左右，在此之后，大约还有10厘米的身高生长空间。

前年夏天，我应邀去郑州给幼儿园保健医生讲课。当地一家医疗机构的消化科刘主任是我的好朋友，她问我是否可以在她那里做一次身高促进的示范门诊。得到我肯定的答复后，她约了6个孩子，叫上儿童保健科、儿科、消化科的医生护士，来看我做示范门诊。

诊室太小，装不下那么多人，刘主任就把门诊地点放到了会议室。

前来就诊的第一个孩子6岁。我拿起孩子的手骨片一看，发现腕部只有2块大大的腕骨。6岁的孩子至少应该有4~5块腕骨，而只有2块腕骨是2~3岁孩子的腕骨发育水平。这个孩子腕骨发育明显落后了。我又仔细评价了这个孩子掌骨和指骨的骨骺，评定他的骨龄是5.3岁。这个孩子骨龄的身高水平只有10分，期望身高却是75分，差距10厘米以上，身高促进的难度很大。

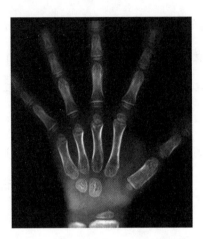

——● 图5-10 腕骨发育明显落后于掌指骨

看过片子后，我对周围观摩的医护人员说："这个孩子首先需要排除甲状腺素缺乏的问题。"

旁边一位医生赶忙回答道："蒋老师，这个孩子做了甲状腺素检测，都在正常范围呢，不过都在正常范围的低值。"

我提出建议道："咱们从骨发育的生理过程来分析，腕骨发育主要受甲状腺素和生长激素的影响，掌骨和指骨发育主要受生长激素和性激素的影响。这个孩子腕骨发育明显落后，而掌骨和指骨发育却和年龄相差不大。从这一结果上推测，很有可能是甲状腺激素出了问题。也许这个孩子需要较高水平的甲状腺激素，腕骨才能发挥正常的作用。"

如果孩子身高水平和遗传身高相比差距不大、身高生长速度在正常范围，那么腕骨发育落后，也许是个体差异。但是这个孩子的身高生长水平比遗传身高低2个百分位数区间，同时腕骨发育明显落后。所以，我建议这个孩子请内分泌医生看看，能否试用几个月小剂量的优甲乐（甲状腺素），观察身高生长速度。

我后来得到反馈信息：家长听从了我的建议，在内分泌医生的指导下，用了半年低剂量的优甲乐，孩子身高增长了3.3厘米。复查甲状腺激素，达到正常的平均水平。之后，逐渐减少用药剂量，又过了半年，停药。这时候再拍手骨片，腕骨新长出2块，1年时间掌骨和指骨的RUS骨龄（根据手掌和手指骨评价的骨龄称为掌指骨骨龄，简称RUS骨龄）增长0.8岁，身高长了7厘米，身高促进的效果还是非常好的。

我们平时评价孩子的身高，是按照孩子的年龄来评价的。年龄又称为时间年龄。正常足月出生的孩子，自出生时起，过365天算1岁，过2年算2岁。身高生长和骨发育密切相关。一般情况下，2岁以下足月出生的孩子，骨龄和年龄基本是一致的。2岁以后，骨龄和年龄逐渐开始出现差距：有的孩子1年时间骨龄增长超过1岁，有的孩子1年时间长1岁的骨龄，有的孩子1年时间骨龄增长不到1岁。这样就出现了骨龄和年龄的差距。我曾经看过一个胖胖的小女孩，2岁的年龄，骨龄已经3岁了。

1个闷热的午后，我给北京昌平区一家幼儿园保健医生讲身高促进。讲课结束后，一位保健医生急急忙忙从座位上奔赴讲台找我。她说刚刚听我讲课介绍，幼儿园的小朋友正常的身高生长速度是每年长5~7厘米，如果身高增长不到5厘米，或者身高增长超过8厘米，都可能有异常情况。

　　她家5岁的儿子最近1年身高增长了10厘米。在没有听我讲课之前，全家人对此欢欣鼓舞。因为家族身材普遍比较矮，家人都认为这个孩子的身高要打翻身仗了。听我讲完课后，她坐不住了，赶紧来问我："我家儿子这样的身高生长速度是否有问题？"

　　我建议她尽快带孩子先去拍手骨片，看看骨龄情况。如果骨龄提前年龄超过2岁，要警惕性早熟。如果骨龄没有提前太多，身高这样快速增长，要警惕垂体肿瘤等原因导致的巨人症的风险。

　　后来我得到的信息是，这个孩子的骨龄比年龄提前2.5岁。在做了相应的检查后，诊断为性早熟，开始了相应的治疗。这个幼儿园保健医生辗转联系到我，表达了她深深的谢意。她说，如果不是那天听了我的课，她儿子的身高很可能被耽误了。骨龄和年龄相差2岁，都有可能是异常的表现。骨龄落后年龄2岁，如果身高较矮，则要警惕生长激素缺乏等疾病导致的生长迟缓。

骨龄需要每年监测吗

　　"六一"儿童节是孩子们的节日，6月前后也是一年一度幼儿园的体检季。

　　王医生是深圳一家政府机关幼儿园的保健医生，工作认真负责。她刚刚结束了全园300多名孩子的体检工作。像往年一样，王医生把所有孩子的体检结果输入计算机存档，并给每个孩子制作了一份体检结果反馈单发放给家长。

王医生前几年接受过我的身高促进培训，医学院临床医学专业本科毕业的她曾经在一家医院做过多年的儿科医生。就学历和资质而言，她是深圳托幼机构保健医生中的翘楚，对身高促进的各项工作理解颇深。在园长的支持下，她开始在幼儿园开展儿童身高管理。

经过不断的宣传教育，很多家长自觉地承担了自己孩子身高和体重的监测任务，坚持每月给孩子测量身高和体重，在王医生的指导下对孩子进行身高和体重管理。这次幼儿园儿童体检，大部分在园孩子的身高和体重数据是家长提供的，给王医生的工作减轻了不少压力。此外，还有不少家长每年都带孩子拍手骨片评价骨龄，了解每年的骨龄生长速度。

小丽、小红、小云、小明是同班的小伙伴，都是漂亮可爱的小姑娘。从中班到大班的1年时间里，她们4个人身高的增长有所不同。小丽只长了4厘米，小红长了5厘米，小云长了6厘米，小明则长了7厘米。几位家长在一起谈论孩子这一年的身高生长情况时，小丽的妈妈一脸郁闷。因为之前她听王医生讲课经常说到，幼儿园的孩子每年身高增长的正常范围是5~7厘米。如果孩子1年身高增长不到5厘米，可能会有生长迟缓的风险。

听说小明这一年长了7厘米，大家都无比羡慕。

她们几位妈妈谈论此事时，王医生正好从旁经过，小丽的妈妈赶忙拉住王医生咨询。

王医生对身高的个性化和精准化评价掌握得非常到位，她不慌不忙地对4位孩子妈妈说："1年时间孩子身高增长了多少厘米，只是评价身高生长状况的一个方面。因为每个女孩都是长到骨龄14岁的时候身高基本停止生长，因此，每一岁的骨龄长多少身高才是评价身高生长的金标准。你们几个妈妈的孩子每年都拍了手骨片的，对吧？"

4位妈妈齐齐点头。

"今年是什么时候拍的片子呢？"王医生问。

"前几天拍的。"

"明天把孩子去年和今年拍的片子都拿来，我帮你们找专家评价一下。"

王医生参加过骨龄评价培训班，系统学习了中华人民共和国体育行业标准《手腕骨成熟度及评价方法》。为了评价得更准确，王医生拿到这4个孩子1年前后的手骨片后，请专业骨龄评价技术人员分别对小丽、小红、小云、小明1年前后两张手骨片进行了骨龄评价。结果是，4个孩子1年前后骨龄的增长分别是：0.5岁、0.7岁、1岁、1.4岁。

王医生把4个孩子1年的身高增长值分别除以她们1年的骨龄增长值，得出她们每个人平均1岁骨龄的身高增长值分别是8厘米、7.1厘米、6厘米、5厘米，如下表所示。

表5-1 4个小朋友的生长速度比较

儿童	1年身高增长值 （厘米）	1年骨龄增长值 （岁）	骨龄身高生长速度 （厘米/岁）
小丽	4.0	0.5	8.0
小红	5.0	0.7	7.1
小云	6.0	1.0	6.0
小明	7.0	1.4	5.0

得到这一结果后，王医生和4个孩子的妈妈做了沟通。

她首先安慰了小丽的妈妈："虽然小丽这一年的身高只长了4厘米，但小丽这一年的骨龄只长了半岁，相当于1岁的骨龄就可以长8厘米的身高，这样的生长速度是很不错的，不用着急，可以继续观察。"

王医生转而对小明妈妈说："小明看似身高生长速度最快，但是这一年骨龄的生长速度超过了1岁，平均1岁骨龄的身高生长速度不到6厘米的平均水平，这样的速度长下去，将来恐怕难以达到你希望她长到的168厘米的身高呢。"

如果这几个孩子没有监测骨龄，哪能知道孩子骨龄的生长速度呢？也许小丽的妈妈会白白地担心，而小明的妈妈可能会盲目乐观，最后却难以实现孩子的长高梦。

不久前的一天晚上10点多钟，我正准备睡觉，接到来自小成的电话。小成的女儿9岁，一直又胖又高，前段时间因为乳房胀痛找我咨询过，我建议小成带孩子去儿童医院内分泌科找医生看看。这次，她打电话是告诉我就诊结果。

小成的女儿骨龄已经11.5岁，小成希望女儿将来的身高能长到165厘米，可是孩子当前的骨龄身高水平只有10分，对应的成年身高只有150厘米。理想和现实的差距有15厘米，身高促进达到期望身高的难度极大。

我感叹地对小成说："如果从孩子3岁开始，每年给孩子做一次骨龄评价，就能够及时发现孩子骨龄提前的情况，也就不会发展到现在这么被动的局面。"

小成告诉我，如果不是这次带孩子看病，她都不知道什么是骨龄。她周围的很多朋友，也是因为她女儿就诊的情况，才纷纷带孩子去拍手骨片评测骨龄。

不少家长一听说评价骨龄需要拍手骨片，总是担心放射线对孩子健康有损害。

河北省体育科学研究所的张教授是我国儿童青少年骨龄国家行业标准的起草人，在骨龄评价方面是权威专家。张教授在国内外学术期刊上发表过众多有关儿童骨龄和生长发育方面的专业文章，关于家长对孩子拍摄手骨片的射线担忧。最近，张教授给了我一篇发表在世界著名影像学杂志上关于骨龄的文章，我把其中有关内容的描述翻译如下：

"儿童拍摄手骨片，所接受的有效剂量不足0.00012毫西弗（辐射剂量的基本单位之一），相当于20分钟的天然本底辐射，或飞行2分钟。保守地计算，以0.00015毫西弗剂量拍摄手腕X光片，在临床和研究中，手腕骨摄片的风险是微小的。"

天然本底辐射在生活中到处存在，辐射源来自手机、电脑、电视、微波炉等各类电子产品和电器。在现代生活中，人们几乎24小时都处在天然本底辐射中。

当孩子发烧咳嗽，医生听到孩子肺部有啰音，怀疑孩子患了肺炎，建议拍摄胸片进一步确诊时，家长一般都不会拒绝。

拍摄一张胸片所接受的放射线剂量是0.14毫西弗。这样算起来，拍摄一张手骨片的射线剂量仅为拍摄一张胸片射线剂量的千分之一。

拍摄手骨片评价骨龄一般拍摄左手。这是因为大多数人都是右利手，左手相对右手使用较少，手部受伤导致骨骼变形的几率较小。根据手骨片评价骨龄时，应把大拇指放在右边，因为标准手骨片的图谱大拇指是放在右侧的。

骨龄和身高体重一样，是儿童生长发育的指标之一，应该定期监测。据说日本的儿童保健措施之一，就是让孩子每两年做一次骨龄评价。通过定期监测骨龄，可以早期发现骨龄和年龄的差异，早期干预矮小和性早熟等生长偏离，提高实现理想身高的可能性。日本近百年来国民身高水平大幅度提高，其增长速度超过中国，这和儿童定期进行骨龄监测不无关系。

第六章

身高促进方法何其多

总有一款方案适合你

生命从受精卵开始，那时候的"人"是一个肉眼看不见的细胞。经过十月怀胎，胎儿到出生时，长成平均49~50厘米长的婴儿。在这个过程中，头颅、脊柱、下肢骨的生长经历了非常复杂的过程，营养状况、激素水平等各种因素都会影响到骨骼的生长。胎儿阶段的生长异常，很可能会延续到孩子出生后。

小丽是我的朋友，一年前生了个儿子。孩子足月出生，可是出生时身长只有45厘米、体重2.5千克，比我国出生婴儿的平均身长少了5厘米、体重低了0.8千克。这说明孩子在胎儿阶段的生长就出了问题。

儿子出生后，小丽经常上网查资料、咨询专家、找有经验的辣妈介绍经验，真是使出浑身解数来养这个儿子。尽管如此，小丽的儿子长势始终比较缓慢，1年时间身高长了24厘米、体重长了5.6千克，都不到平均速度。孩子1岁时，身高和体重都不到3分，可把小丽愁坏了。

每个孩子出生后，身高一直持续不断地长着，每年长的速度有所不同。第一年平均长25~26厘米、第二年平均长10~13厘米、第三年平均长9~10厘米，从4岁开始到青春期前的平台期，身高每年长5~7厘米。

决定身高水平的重要因素，是每长1岁骨龄所长的身高，即骨龄身高生长速度。因此身高促进的方法，可以从促进身高生长速度和延缓骨龄生长速度两个方面着手。每一方面的方法，从弱到中、到强又可以分为三级。

促进身高生长速度最弱的一级方案为合理饮食、足够的睡眠、适当的运动和愉悦的情绪，我称之为①号方案。中等强度的二级方案为适宜的营养素补充，我称之为③号方案。最强的三级方案为生长激素或甲状腺素替代治疗，我称之为⑤号方案。

延缓骨龄最弱的一级方案为控制体重和饮食调整，我称之为②号方案。中等强度的二级方案为滋阴平阳的中药，我称之为④号方案。最强的三级方案为性发育抑制剂或芳香化酶抑制剂，我称之为⑥号方案。

这6种方法详见下表，可以说囊括了几乎所有的身高促进方法。只要孩子的成长板没有完全钙化，身高促进多多少少有些办法，总有一款适合你。不过，一旦成长板完全消失了，基本上什么方法也不太管用了。

表6-1 身高干预方法概述

强度（从弱到强）	促进身高生长速度	延缓骨龄发育速度
一级	①号方案：合理饮食、充足睡眠、适宜运动、良好情绪	②号方案：控制体重、调整饮食、环境干预
二级	③号方案：补充适宜的营养素	④号方案：滋阴平阳的中药治疗
三级	⑤号方案：生长激素替代治疗，甲状腺素替代治疗	⑥号方案：性发育抑制剂治疗，芳香化酶抑制剂治疗

①号方案和③号方案是身高促进的基础方法，在身高生长阶段的任

何年龄、任何情况下需要身高促进的孩子都可以使用。②号方案适用于需要延缓骨龄的孩子。①号、②号和③号方案，是身高促进的保健干预方法，成本较低。④号、⑤号、⑥号方案，是儿科内分泌常用的治疗矮小和性早熟的方法，相对成本较高。

保健的方法和内分泌的方法相结合，在身高促进方面可谓双剑合璧。

每个孩子具体选择哪些方法做身高促进，需要考虑家长对孩子的期望身高、孩子当前的身高、孩子的年龄和骨龄、孩子身高生长的潜能、家庭经济状况等综合因素而定。如果期望身高和当前身高差距很大，就需要考虑选择较强的干预方法。如果孩子骨龄较大、身高生长潜能较小、距离期望身高的差距较大，也需要尽快使用较强的干预方法。

如果是婴幼儿身高促进，可以首先选择保健的方法，根据干预效果调整干预方法。对于6岁以下或者身高水平在10分以上的孩子，也就是那些身高促进相对紧迫程度较低的孩子，我通常喜欢先用成本较低的①号和③号方案进行干预，酌情加上②号方案，先观察3个月，看看干预后身高和体重增长的速度，再调整干预方案。

去年秋天，我去兰州参加甘肃省儿童保健年会，应邀做身高促进的报告。去机场接我的是当地一家医院儿童保健科的邓医生。她和我聊起自己的担忧：当地自然条件差，人们生活水平也低，家长的经济状况普遍比较落后，认为在当地做身高促进没有条件。

我闻言问道："身高促进需要花很多钱吗？"

邓医生看着我，轻声说道："生长激素很贵的，我们这里很多矮小孩子的家长都说用不起呢。"

我耐心对邓医生解释道："身高促进一共有6种方法，其中①号方案和②号方案几乎不需要额外增加太多成本。给孩子喝奶和吃鸡蛋，即使在农村，也可以通过饲养牛羊和鸡来实现。让孩子早睡觉、带孩子运动、多表扬孩子、控制孩子的体重，都是不需要花费经济成本的。即使加上营养素补充，费用也不是太高呢。"

邓医生听得频频点头。她说，还是观念问题，以前没有从环境和营养方面做身高促进的太多考虑，现在觉得可以做很多工作。

期望身高是指挥棒

身高促进涉及医学范畴的很多内容。凡是和医疗相关的事情，都需要设定最终目标。比如临床医生治疗急性肺炎的目标，是所有症状消失、所有实验室检测指标达到正常。临床医生治疗腹泻的目标，是大便次数和性状恢复正常、所有实验室检查结果正常。身高管理设置什么目标，不同的医生有各自的观点。

前几年，我在厦门参加儿科学术大会。在众多的分会场中，我选择了感兴趣的内分泌专场，听了国内好几个大牌内分泌专家的报告。谈到矮小儿童需要治疗多长时间这个内容，不少专家的意见都是，只要儿童身高水平达到正常，也就是女孩达到150厘米、男孩达到160厘米，就可以停止治疗了。不过，也有一些医生通过征求和考虑家长的意愿，来决定停止治疗的时间。同样，如果判断男孩能长到160厘米、女孩能长到150厘米，不属于疾病的范畴，内分泌医生是可以不给孩子治疗的。

我曾经听国内一位著名儿科内分泌专家发表他的见解："我是一名儿科医师，不是美容师。不属于疾病的孩子，不是我治疗的对象。"

记得多年前，我参加了有众多国内内分泌专家参加的身高生长偏离早期干预项目专家会。趁此机会，我跟来自上海的一位专家咨询我朋友女儿长高的事情。

我朋友女儿12岁了，根据孩子的骨龄和身高情况，成年身高大约154厘米，我朋友很希望她女儿能长到160厘米。

我问这位专家，是否可以用医疗的方法做身高促进。这位专家反问我："为什么要干预呢？154厘米的身高是正常身高啊！"

"可是家长和孩子都不满意这样的身高啊。"

"人群中总是有高个子和矮个子的，不可能所有的孩子都长到家长希望的那样。"这位专家如是说。

我当时心里默想：大概所有的家长都不希望矮个子的孩子落到自己家吧。

2017年夏天，我去郑州参加河南省儿童健康管理年会，见到了来自安徽芜湖的一位我非常景仰的儿科内分泌专家。一起吃饭的餐桌上，听他介绍了好几例矮小的孩子在他手里妙手回春的案例。看到治疗前孩子的手骨片，我感觉基本上已经没有多少长高的空间了，可是经过他的综合治疗极大地改善了孩子的身高水平。我问及这位教授治疗矮小和性早熟孩子的身高目标，教授答曰："平均身高。"也就是当孩子的预测成年身高水平达到男孩170厘米、女孩160厘米时，就可以考虑停止治疗了。

在网上调侃"江南热，最热是杭州"的那段日子里，我来到西子湖畔参加浙江省儿童保健年会。听完来自成都的一位内分泌专家关于矮小和性早熟儿童诊断治疗的报告后，我问邻座的这位专家："在儿童身高干预方面的目标是什么？"这位专家的回答让我非常认同，那就是"理想身高"。

可以看出，不同的专家，对儿童身高干预的最终目标看法是不同的。有些专家认为，只要身高在正常范围，就不需要干预；有些专家以达到平均身高为干预目标；还有些专家以实现理想身高为目标。

前面提到，我们国家卫生健康委员会（原卫生计生委）2015年颁布的《中国公民健康素养》的文件是这样描述的：居民健康管理的第一责任人是居民本人。儿童健康管理的第一责任人是监护人或养护人。

身高是儿童长远健康的第一位重要指标，我做身高促进的目标，始终是监护人对孩子的期望身高。我主张每周监测体重、每月监测身高、每年监测骨龄、定期监测骨密度和维生素D水平，都是为了最大限度地实现期望身高。每一次的评估，都要分析孩子当前身高和期望身高之间是否有差距，差距有多大，生长速度是否和期望身高相符，骨密度和维生素D等检测值是否和期望身高匹配，根据骨龄身高水平对应的成年身高是否达到了期望值。

医生的身高促进指导也应根据家长对孩子的期望身高而定。每天怎样安排饮食，补充哪些营养素、补充的剂量多少，如何保障孩子有足够的睡眠时间和良好的睡眠质量，怎样带孩子做适宜的运动，是否需要压住满腔怒火让孩子天天开心，是否需要使用生长激素治疗提高孩子的生长速度，是否需要用到延缓骨龄的医疗干预等，所有这些身高促进的措施是否采用、怎样应用，都取决于期望身高和对期望身高的期望程度。在此过程中，家长和医生反复沟通，医生充分告知，家长酌情选择。医生根据医疗原则和科学方法指导身高促进的各项措施，家长和孩子负责落实。

前些日子我去成都做身高促进的培训，中场茶歇的时候，一名青羊区社区卫生服务中心的儿童保健医生跑来咨询我："蒋老师，做身高促进，一定要每月监测身高、每周监测体重吗？我们平时做保健服务，婴儿期是每3个月测量1次身高、体重，1岁以后每半年才测量1次身高、体重呢。"

我答道："儿童身高、体重的监测频次，依据监护人对孩子身高的期望值而定。如果对孩子身高有较高的期望值，那么增加监测频次，可以及时了解孩子身高体重的增长值与期望身高是否相符，可以及时发现生长偏离，尽早采取相应的干预措施，增加实现期望身高的可能性。"

这位儿童保健医生看着我，若有所思地点点头："您的理念完全颠覆了我们以往做儿童保健的观念，我们以前从来不去问家长的期望，都是按照国家基本公共卫生服务的要求完成儿童保健的工作。看来观念的转变是最重要的，不过已经习惯了过去的思维，要改变还需要时间呢。"

我笑着说："不着急，慢慢转变。不过呢，国务院7大部委联合发布的《关于推行家庭医生签约服务的70号文件》中明确提出，要根据居民的健康状况和需求，提供个性化的服务。我们不能一直停留在一刀切的模糊保健状态下了。"

这时我发现周围聚集了一群端着水杯、拿着茶点旁听的参加培训的儿童保健医生，我这边话音未落，又有人用成都口音的普通话问道："蒋老师，3岁的孩子还需要每天补钙吗？如果要补，需要补到什么时候呢？"

我循着声音望去，见是一位站在人群外围面目清秀的姑娘。见我望向她，她脸色微红，面露羞涩，让人一看就心生好感。

我耐心解释道："还是要取决于期望身高。实现期望身高的条件，是始终维持骨龄的身高水平和期望身高水平零差距。如果有差距，就需要从钙营养等方面找原因并进行相应的干预。换句话说，如果没有补钙，也能维持当前身高在期望身高水平，说明从饮食中已经获得了足够的钙，可以不用补钙，继续监测。如果当前身高水平低于期望身高，可以从钙营养方面想想办法。钙是骨骼生长的基础营养，补钙是帮助孩子达到并维持期望身高水平可以选择的方法之一。"

前些年我指导身高促进的一个男孩，家长对孩子的期望身高是180厘米。孩子上幼儿园阶段，各项身高促进措施都执行得很好，孩子的身高生长速度也不错。进入小学之后，孩子有了更多自己的思想，对家长的教导不再言听计从。晚上经常到11点过后才睡觉；课外时间基本上被补习班占据，家长也没有时间带孩子做运动。身高生长的速度眼看着慢了下来，家长非常焦急，也很无奈。电话咨询我该怎么办，我当然鼓励家长努力去做。家长说：实在做不到怎么办？我说，那就降低期望值，做不到180厘米的程度，就做176厘米的程度。如果还是做不到，继续降低期望值。

总之，是否做身高促进，怎样做身高促进，都是以期望身高为目标的。期望值高，需要投入的身高促进的措施就多。

期望身高，是身高促进干预的指挥棒。医生随着这根指挥棒，为孩子进行身高的个性化精准评估、制订个性化身高促进方案。家长也跟着指挥棒，落实身高促进的各项措施。身高促进效果的评估，也是看当前身高水平和期望身高的差距，是逐渐缩小还是越来越大，从而进行相应的调整。

我的一些儿童保健同行，不敢询问家长对孩子的期望身高，害怕孩子将来长不到期望身高，家长会来找医生的麻烦。我心里在感叹这些可爱的同行自揽责任的同时，也经常用下面的例子解释。

其实，期望身高，只是为家长树立一个身高的奋斗目标。就好像一位小学生家长问老师："您觉得我的孩子将来能考上哪个大学？"老师回答："你的孩子现在学习成绩很好，门门功课经常考一百分。将来肯定能考上国内的名牌大学。你们家长都是清华大学毕业的，你们的孩子将来应该也能考上清华大学或者北京大学的。但是现在学习好不等于将来学习好，还要看高中阶段的学习成绩怎样，还要看高考发挥的情况怎样，最后还是要看高考成绩。"

即便老师这样说，家长对孩子的学习毫不放松，每天检查孩子作业完成情况，关注孩子的每一次考试成绩，为孩子请家教、买复习资料、参加课外补习班。最后孩子考上了当地的重点中学，学习成绩中上水平。高考过后，孩子的成绩比一本线高50分，只能上国内普通的一本大学。

请问，家长会去找孩子的小学老师算账吗？不会的。哪个家长会因为小学老师对孩子可能或者不可能考上大学的预判就放松对孩子学习的监管和努力吗？不会的。

不可能个个孩子都上重点大学，但是每个家长都在做着孩子的大学梦，都在努力为孩子能考上重点大学尽自己的努力。

考上大学的目的很可能是希望将来能找个好工作、好对象，可是找工作和找对象不仅看学历，也要看身高啊。

同样的过程，对教育的结果，家长可以接受达不到梦想的现实。而我们儿童保健医生，为何一定要纠结对孩子将来身高水平的承诺或预判呢？

　　我认为，我们做好家长教育，充分和反复告知，从营养、运动、睡眠、情绪、疾病预防等方面努力去做身高促进，定期监测身高、体重、骨龄。不管将来孩子能长多高，不留遗憾就好！

多吃就能长高吗

　　冬季的长沙，寒气逼人。在北京住了近30年的我，已经不太适应家乡的陌生气候了，夏天嫌太热、冬天觉太冷。一年一度的春节是全家团聚的时候，尽管我平时经常利用出差的机会回家探望，老妈妈却扬言，平时回来得再多，也抵不过春节相聚。

　　20世纪90年代，有一年我惧怕气候寒冷和路途劳顿，在北京过春节，结果春晚一曲《常回家看看》听得我泪流满面。我暗暗决定，往后春节一定尽量和父母在一起。这次又忍着严寒回家乡过春节了，我那患过敏性鼻炎的鼻子犹如年久失修的水龙头，整天鼻涕不断的。

　　春节期间的主要活动就是吃。席间，多次听到家里亲戚劝导孩子："要多吃一点儿，正是长身体的时候，多吃才能长得高。"

　　春节期间，孩子们的胃经常被各式零食填满，正餐时往往应付了事。这可苦了那些孩子妈妈和家里的老人，自己忙着吃，还要追着孩子喂。

　　春节过后，春天紧跟着就来了。3月我去深圳出差，到表姐那里看望她们一家，见到我的外甥的两个活泼帅气的儿子。

吃饭的时候，我姐夫忙着喂那个小孙子，边喂边说："春天到了，是长个子的好时机，要多吃一点儿，多吃长得高！"

那个上小学一年级的大孙子，坐在餐桌旁，面前满满的一碗饭，他慢慢地扒拉着。

孩子妈妈在一旁边吃边数落着她的大儿子："吃快一点儿，不要数饭粒。不吃完这碗饭，不许离开桌子哦。你爷爷说得对，要想长得高，就得吃得多才行。"这样的话语，我经常在各种场合听到。"人是铁，饭是钢，多吃才能长得高。"这是植入很多人脑海里根深蒂固的观念，却也是耽误孩子身高的误区之一。

合理饮食是健康的饮食模式，大家都懂得这个道理。可是，如何能够做到合理饮食呢？所谓合理，应该有针对性，也就是针对哪个目标而言合理，是针对长高，还是针对长胖呢？

针对身高促进而言，孩子合理的饮食也是针对健康的饮食，每天的饮食应该包括至少三大类食物：蛋白质类食物；碳水化合物类食物；维生素和纤维素类食物。

促进身高的蛋白质类食物主要是肉类、蛋类、奶类，这些食物富含动物蛋白，也是优质蛋白质，比植物蛋白质更易于被消化吸收。1岁以上的孩子，每天吃50克肉、1个鸡蛋，喝500毫升奶，就可以基本满足身高生长和智力发育的需要。这样的蛋白质食物摄入量，可以一直持续到身高停止生长的时候。可是，蛋白质食物也不宜多吃。因为高蛋白食物会增加肝脏、胰脏、肾脏等重要脏器代谢的负担。

碳水化合物类食物也称为糖类食物，包括主食、水果、含淀粉丰富的茎块类食物等。米饭、面条、香蕉、土豆等，都属于这一类食物。碳水化合物主要给人体提供能量，供我们体力活动和脑力活动所需，也是促进体重增长的主要食物。

维生素和纤维素类食物包括各类蔬菜、粗粮等，主要的作用是维持肠道的正常功能，让孩子每天都能排出正常的便便。人体的免疫系统，绝大部分依赖肠道的肠系膜下淋巴结，肠道健康对孩子的抵抗力至关重要。

孩子需要的所有食物，可以简单地分为长高的食物和长胖的食物。长高的食物主要是肉、蛋、奶。长胖的食物包括高脂肪的油炸食品、高能量的甜饮料和甜食，还有主食和水果，也可以归为长胖的食物。

孩子的胃容量一般只有孩子自己的拳头大小，给孩子的肚子里装什么样的食物，决定着孩子是长高还是长胖。如果长胖的食物吃得比较多，那么多吃的结果就不一定是长高，而可能是长胖了。但是长高的食物也不能吃太多，进食量和长高的速度不一定成正比。

为了孩子身高生长和大脑发育，每天应该保障孩子吃到足够的蛋白质食物。至于吃多少长胖的食物，可以根据体重增长的情况来调整。前面在评价生长速度的介绍中提到，可以用体重的平均增长值作为参考来评价孩子体重增长是否合适。如果孩子体重的增长速度超过了身高的生长速度，或者体重的增长速度超过了平均水平，就需要适当减少长胖食物的进食量了。

同样的进食量，不同的孩子有不同的营养结局。有的孩子稍微多吃一点儿就长体重，有的孩子吃得很多可是体重却长得少。用体重增长的结果去指导长胖食物的进食量，是最简单的方法。同时，这样的指导方式也可以体现个性化和精准化。有些家长称自己的孩子喝凉水都会长胖，我戏言道："那么你家孩子凉水也要少喝呢。"

提倡饮食个性化

在孩子身高促进的过程中，我经常听到家长这样的困惑：

"我家宝宝对鸡蛋过敏，每次吃了鸡蛋，脸上长好多湿疹，不吃就好一些。可是鸡蛋是促进身高的呀，怎么办呢？"

"我女儿胃口总是不好，吃饭像个小猫咪。吃半个苹果，四五个小时都不饿。个子那么瘦小，愁死我了。"

"我儿子好像和米饭有仇，每顿吃饭数着饭粒吃。我们家是南方人，全家都吃米饭，就他喜欢吃面食，这是不是偏食啊？"

"我那个孙女真是给我家节约粮食啊。饭嘛，不喂不吃。我整天追着孩子喂，能塞一口算一口。只有睡觉前那顿奶还算喝得比较爽快。我这样尽心尽力地喂她，可孩子的身高怎么总是长得那么慢啊？"

　　饮食是营养的基础。各类食物被孩子吃下去之后，经过胃肠道的消化和吸收，再经过肝脏等器官的代谢，食物中的营养物质成为孩子生长发育的养料，帮助孩子健康成长。

　　每个孩子对食物的消化、吸收、代谢等过程，都会受遗传基因、饮食习惯、个体生理特性等因素的影响，并且与孩子舌头上味蕾数量的多少、从口腔到肠道各种消化酶的水平、胃酸的浓度、肝胆胰腺的功能、胰岛的功能、排泄功能等诸多因素有关。

　　因此，食物的品种和进食量都一样的孩子，身高、体重、微量营养状况等营养结局可能是不一样的。所以，在身高促进过程中，饮食管理要充分体现个性化，让饮食发挥最大的身高促进结果。

　　健康饮食是一生都需要恪守的生活习惯，根据个人健康结局来管理个人的饮食，是终身都可以方便应用的健康饮食模式。下面是需要考虑的孩子饮食个性化的几个方面。

1.应对食物过敏

　　丽丽的女儿在医院被诊断为牛奶蛋白过敏。

　　孩子刚出生时，丽丽没有奶，出生头几天给孩子吃了进口的配方粉。之后不久，孩子长了满脸的湿疹，经常拉肚子。丽丽有奶后，给孩子喂母乳，还是长湿疹、拉肚子。后来换了好几个牌子的配方粉，宝宝的症状依然如故。

　　孩子白天哭、晚上闹，把全家人折腾得筋疲力尽。两个月下来，孩子身长、体重的增长值比平均水平差了一截。想想也不能怪孩子，长了湿疹的皮肤非常瘙痒，丽丽是绝对不能让宝宝去挠的，否则容易造成皮肤感染。

食物过敏最常见的症状是消化道的各种不适，比如，腹胀、腹痛、腹泻等。年幼的宝宝，不会用言语描述自己的不舒服，也无法自我安抚缓解，只能用哭闹来表达难以言状的痛苦了。

可想而知，食物过敏的孩子，都有不同程度的消化道黏膜的溃破和出血，营养物质得不到良好的消化吸收，睡眠受影响，情绪也不好，孩子身高生长的很多方面都受到负面影响呢。

医生建议丽丽改用深度水解配方粉喂养宝宝。换成深度水解配方粉后，丽丽孩子的湿疹和腹泻症状逐渐缓解，慢慢消失了。宝宝身高和体重的增长值也逐渐达到了平均水平。

小兰的儿子7个月了，头一次吃蛋羹，从眼皮子到脚丫子都红肿了。吓得小兰打电话叫来120急救车，把孩子送到医院，吃了抗过敏的口服药，涂抹了抗过敏的药膏，孩子的皮肤症状很快缓解了。

医生告诉小兰，孩子很可能是鸡蛋过敏，往后给孩子吃鸡蛋一定要小心，最好先不要吃了，过几个月再说。

小兰想，鸡蛋是很有营养的。她和丈夫都不高，很想让儿子长高一点儿。听说鸡蛋是优质蛋白，有助于孩子长高，小兰不想放弃这么好的营养食品，也想着会不会多吃几次，就脱敏了呢。

后来，她又给孩子吃过几次鸡蛋，每次吃完，孩子都长皮疹，自己不停地抓挠，哭闹不已。于是，小兰听从医生的劝告，不再给宝宝吃鸡蛋，孩子就没有再发生过食物过敏的症状了。

婴幼儿时期发生的食物过敏，最简单的应对方法就是回避过敏食物，同时做好皮肤护理，局部涂抹止痒药膏和保湿乳，预防皮肤感染。

如果孩子在婴儿时期对牛奶蛋白过敏，尽快换成深度水解配方粉或者氨基酸配方粉喂养，4~6个月期间开始添加辅食。每次给宝宝添加新的食物，观察的时间比没有食物过敏的宝宝要稍长一些。

婴幼儿阶段，孩子身高生长的速度很快，一旦受到负面影响，身高的损失较多。每一次发生过敏，对孩子的消化系统、免疫功能都是一次打击，对孩子的身高和健康都是一次损害。因此，不宜轻易反复尝试过敏食物，不要随意进行食物脱敏干预。待孩子进入幼儿园后，再听从过敏专科医生的建议，进行相应的过敏干预。

2.膳食优化

冬日的柳州，气候和北方的春季相似。元旦刚过，我应邀从严寒的北京到温暖的柳州讲课，从机场去市区的路上，满目红花绿叶。和北京街道旁枯黄的残枝败叶相比，直教人心旷神怡。

讲课的空隙，当地儿童保健科的李主任约了几个孩子让我做一下示范门诊。

我看的第一个孩子是个10个月大的女婴。小家伙看上去瘦瘦小小，脸色有点儿苍黄，如小猫一般依偎在妈妈怀里。

我先问孩子的父母，希望孩子将来长多高。

"165厘米。"孩子父亲瘦高的个子，回答迅速而肯定。

"可否告诉我每天给孩子吃些什么呢？"

"1根香蕉、1个苹果、1杯鲜榨的果汁、1碗米粉、蔬菜泥，还吃我的奶……"孩子妈妈细细答道。

"每天吃多少肉呢？"

"肉？我有时把肉末混到米粉里面，她经常吐出来不吃。我也单独给孩子炖肉，炖得很烂，但她总是吃不下。"

"每天都吃鸡蛋吗？"

"有时候把蛋黄混到米粉里面，可是我家宝宝更喜欢吃没有加蛋黄的米粉。本来她食量就小，加了蛋黄的米粉她吃得更少，我就没有经常给她加蛋黄了。"

这类食欲不佳、食量小的孩子常常让照顾者很伤脑筋。为了让孩子能多吃一点儿，家长常常给孩子吃相对比较容易下咽、比较容易接受的水果、主食等食物。肉类食物吃起来相对麻烦一些，很多家长就没有给孩子吃了。

几年前，我在全国13个省会城市和地级市做过一项婴幼儿喂养调查，调查了几千名婴幼儿家长。结果显示，6~12个月大的婴儿，每日添加肉类辅食的不到一半。究其原因，孩子不爱吃、家长不会做、怕吃了不消化是最常见的回答。另外还有一些家长存在喂养方面的误区，认为水果很有营养，应该首先给孩子吃上。还有的家长认为粮食是主食，是正经的"饭"，必须保障让孩子吃好。

促进身高和智力发育，离不开蛋白质食物，肉、蛋、奶是含蛋白质非常丰富的食物。当孩子胃口差、食量小的时候，应该首先保障孩子吃到足够的奶、蛋、肉。在吃完这些食物后，再根据均衡膳食的原则，吃主食、蔬菜等其他食物。

水果比较甜，孩子通常都爱吃，容易吃得多，占据了胃容量，就吃不下别的东西了。实际上，水果里面所含的营养素，一般的蔬菜里面都有，蔬菜可以替代水果，而水果却不能替代蔬菜。

3.食物替代

国庆节期间，我回湖南老家看望母亲。

家里来了带着幼儿的亲戚。蹒跚小儿扑向放着各式糖果、糕点的茶几，脸上绽放着灿烂的笑容。

我妈妈递给孩子一块动物形状的饼干，孩子拿到手里，忙不迭地塞进嘴里，吃得眉开眼笑。

这时，在一旁闲聊的孩子妈妈斜眼看到此情此景，一个箭步冲过来，夺下孩子手里的饼干："马上就要吃饭了，不许吃零食，不然一会儿你又不吃饭！"

被嘴里夺食，不到3岁的懵懂孩儿立刻号啕大哭起来。

不一会儿，大家吃饭了。妈妈给孩子装了一碗米饭，放了一些鸡汤，开始喂孩子吃。稚嫩的孩子还在惦记着刚才被夺走的饼干，抽抽噎噎地哭着，嘴里被塞着饭。

米饭可以归属为碳水化合物，饼干也是碳水化合物。这个孩子吃饼干时吃得高兴快乐，吃米饭时却吃得愁眉苦脸。为何不能让孩子快乐地吃饼干，却要让他愁苦地吃米饭呢？说到底还是观念的问题，家长认为饼干是零食，米饭是主食。零食应该少吃，零食不能影响主食。

其实，偶尔用零食替代主食是没有关系的。营养是否均衡，关键还是看营养结局。如果体格生长的结果、微量营养状况的结果、发育水平的结果都合适，那么营养过程就没有太大的问题。

肉、蛋、奶这些蛋白质食物之间也是可以相互替代的，50克肉含蛋白质约9克，1个蛋含蛋白质约7克，500毫升奶含蛋白质16~17克。如果孩子今天没有吃肉或者不爱吃肉，可以适当多喝一些奶，或者多吃一点儿蛋；如果孩子不爱喝奶或者没有喝奶，可以适当多吃一点儿肉或者蛋；如果孩子不爱吃蛋，可以适当多吃点儿肉或者多喝点儿奶。

还可以根据家庭的具体饮食情况来调整孩子的饮食，比如，带着孩子赴宴，孩子肉食吃得较多，回家后就不必强求一定要孩子吃鸡蛋。

养孩子不是做实验，没必要严格精细地喂养。肉食的选择，可以根据家庭饮食喜好、孩子的健康状况、购买的便利程度等因素而定。牛肉、羊肉、猪肉、动物肝脏等红肉类肉食含铁较多，对婴幼儿维持良好的铁营养状况有利，最好每周有3~4天给孩子吃红肉类肉食。从膳食品种多样化的角度出发，每周2~3天给孩子吃鸡、鸭、鱼、虾等白肉类肉食。

维生素和纤维素类食物包括的种类很多。所有蔬菜、粗粮、薯类都属于这一类食物。家长可以根据家庭情况，从方便的角度给孩子准备这一类的食物。此外，还需要根据孩子胃肠道消化功能的情况调整这类食物的进食量。

小王的儿子2岁半了，长得胖乎乎的，谁见了都说可爱。这个孩子从婴儿期开始，排便总是不太顺畅，一般要2~3天才排便1次。每次排便孩子小脸都涨得通红，十分用力的样子。小王为此很伤脑筋，也多次带孩子看过中医、西医，干预的效果却不太明显，后来还是从饮食上想办法才缓解了孩子的症状。

我建议小王增加孩子蔬菜和粗粮的摄入量，把芹菜、油菜、大白菜等蔬菜切得稍微长一点儿，和肉末混合做成馄饨，或者和饭混合做成菜饭给孩子吃。也让孩子自己啃玉米、自己吃红薯，增加纤维素的进食量。这样一来，小王家宝宝基本上每天排便1次。

水果可以归为碳水化合物类食物，也可以归为维生素类食物。水果相对比较甜，孩子通常都比较爱吃，也容易吃得多。但是，水果对身高促进和智力促进的贡献有限，而且较甜的食物，容易让孩子形成喜欢吃甜食的习惯，对牙齿健康和身体健康都不太有利。我建议家长让孩子尝尝水果的味道就可以了，不要让孩子吃太多。

4.尊重饮食喜好

每个孩子都有自己喜欢的食物。只要是健康、安全的食物，我们就应该允许孩子选择自己喜欢的食物，快乐地进食。

我当年在首都儿科研究所工作的时候，每周都出儿童保健门诊。每次接诊接触最多的情况，是家长反映孩子偏食、挑食的问题。

一般而言，孩子对食物的喜好是受家庭环境影响的，婴幼儿一般喜欢他们熟悉的食物，即在家庭环境中经常出现、父母或其他亲友经常吃的食物，父母给孩子提供的食物环境毫无疑问将左右孩子的口味和今后对食物的选择方式。喂养过程中应区分家长和孩子的职责，父母负责用正面、积极的态度和方式提供安全、美味、营养的食物，孩子负责决定进食的食物品种和进食量。

我曾经在门诊见过一个2岁女孩的妈妈，为她女儿不爱吃西红柿纠结不已，采取过各种烹调方法给孩子做各种形式的西红柿，孩子仍然不爱吃。

我对这位妈妈解释，小年龄孩子不爱吃某种食物，或许有食物不耐受的问题。孩子因为不耐受这种食物，会出现腹部不适。当孩子还无法用言语表达自己不舒服的感受时，为了保护自己，就会采取拒绝再次进食这种食物的方法。如果孩子不爱吃的食物不是重要的营养源，不吃就不吃吧，没有什么关系的。

还有的家长为自己的孩子不爱吃蔬菜担心不已，其实，想想看，咱们国家蔬菜的品种真的很多，总可以找到孩子喜欢吃的类别。

饮食习惯和品种，还受环境和社会的影响。我在瑞典留学期间，看到我那些当地同学的饮食模式，简直让我瞠目结舌。我问我一个同学每天做什么饭，她说她每周做1~2顿热的，其他时间都吃凉的。

后来我了解到她每周能做点儿热乎的食物算是不错了，很多同学每顿的食物是1块饼干抹上黄油，算是主食。1杯果汁算是维生素类食物了。几片火腿肠或者1个鸡蛋，算是蛋白质类食物。土豆算是当地的主食，就算是蔬菜了。1棵生菜可以吃1周，每次在面包片中夹1片菜叶子，就算吃了绿叶菜。

当地的蔬菜很贵，品种也很少。一次，我在超市见到价位比较便宜的绿叶菜，以为自己捡到便宜了，赶紧拿了两小棵，结账的时候才知道，价格的单位不是千克，而是棵，害得我大呼上当。

当地孩子吃蔬菜的品种和量也是很少的，3岁以内的孩子几乎不吃新鲜蔬菜，维生素的来源大部分是水果和果汁。

一次，我和一个挪威同学去餐馆吃饭。她说自己好久没有吃蔬菜了，要点一份蔬菜。等菜端上来，我一看，发现是油炸土豆条。我悄声问我同学，她会不会有便秘的困扰。她哑然失笑，连连摇头。

由此我想，我们指导的和认为正确的喂养方式，目的是希望达到健康的结果。那我们何不用健康结果指导孩子的喂养过程？如果孩子每天都能正常排便，没有任何疾病或不适的症状，体格生长、微量营养状况、发育水平等各项健康结果都合适，就说明孩子过去的喂养或饮食状况是合适的，或许可以继续当前的模式——让孩子吃自己喜欢吃的食物——而不要随便把偏食、挑食的帽子扣在孩子头上。家长也不必要无谓地纠结了。

5.适当饥饿

小兰的儿子是个珍贵儿。小兰做了5次试管婴儿才得了这个孩子，真是含在嘴里怕化了，捧在手里怕摔了，对他无比宠爱。

小兰的父母帮忙带孩子，家里还请了一个保姆。小兰为了生养孩子，把工作也辞了。一堆人整天围着孩子转，每到吃饭就敲锣打鼓地变着戏法让孩子高兴，希望能多喂一点儿。偏偏孩子胃口不好，吃得不多，身高、体重总是在10分的中下水平晃悠。

小兰的妈妈为了让外孙子多吃一点儿，看了好多烹调的书，换着花样给宝宝做吃的，追在孩子后面喂吃的。孩子白天经常在玩耍中、看动画片时被喂饭，临睡觉前，还要喝奶。小兰妈妈的想法是，吃了总比不吃强，尤其是睡前奶必须喝。她声称：马无夜草不肥，人也一样。

全家人如此尽力，好不容易把宝宝的体重抬到了25分，可是身高仍然停留在原有水平。

那天，小兰愁容满面地来找我，让我帮她分析原因，为什么孩子的个头总是那么小，请我帮忙支支着儿。

我听完她孩子的喂养经过，基本明白了是怎么回事。我问她："长身高需要生长激素，你知道吗？"

"知道。"

"垂体正常分泌生长激素，身高才长得好。生长激素一般是在血糖比较低的时候分泌的，也就是在饿的时候分泌的。"

小兰听得一愣："饿了才有生长激素分泌啊？那我家宝宝估计难得有饿的时候，还没等饿就喂上了，整天都在吃呢。"

"一天当中，半夜12点前后1小时，是生长激素分泌最旺盛的时候，如果睡前喝奶，孩子在睡眠时血糖水平比较高，也会影响生长激素的分泌。

"另外，睡前喝奶，孩子胃肠道的负担加重，也会影响孩子的睡眠质量。"

"哦，难怪我家宝宝夜里睡觉总是不踏实，搞不好就和睡前喝奶有关系。"

"你家孩子快2岁了，白天吃饭要按顿，定时定点地吃。2~3小时吃1回，3顿正餐、2顿奶，尽量让孩子自己吃。每次吃饭不要超过30分钟。超过30分钟，就把饭菜收走，下顿再说。

"还有，睡觉前2小时，最好不要吃喝，让孩子空着肚子，安稳睡觉。"

小兰回去后，照我说的做。刚开始还是挺有阻力的。首先是老人不忍心，看到孩子吃得少，没有把做的饭吃完，就想不停地喂下去。另外，孩子一时半会儿也难以改变原有的饮食习惯。但小兰的执行力还挺强，在她的坚持下，孩子的饮食模式慢慢步入正轨。

3个月后，小兰喜滋滋地告诉我，她宝宝的身高长了2.5厘米，生长速度比平均水平还高一点点，又过了6个月，宝宝的身高上升到25分，把全家乐坏了。

身高是睡出来的

夏末秋初，本应静谧的午夜时分，在海口却是一派热闹景象。

我做项目培训来到这座海岛城市，快睡觉了，却被几个同事硬拉着去街上消夜，美其名曰"领略南国的夜生活"。只见满大街熙熙攘攘的人，分不清谁是游客，谁是居民。

转过繁华的大街，进入稍窄一些的街道，看见很多在街边支着桌子打麻将的男女，还有围着桌子嬉闹和满街跑的孩子们。我感叹：半夜都不睡觉，孩子们怎么长高呢？

翌日，我在海南省一家医院做身高促进示范门诊，来了5个幼儿园的孩子，看上去都瘦瘦小小的。当问到孩子一般几点睡觉，回答都是12点过后，家长都不知道早睡觉可以让孩子长高。

当天下午，在给当地保健医生培训身高促进的内容时，我细细地讲解着足够的睡眠对身高促进的巨大作用。

生长激素的正常分泌是身高正常生长的必要条件，生长激素一般呈脉冲式分泌，一波一波的。一天当中生长激素分泌最高的一波高峰一般是在夜里11点到凌晨1点。生长激素一般是在孩子睡着之后过1~2小时，进入深度睡眠的时候，分泌达到高峰。

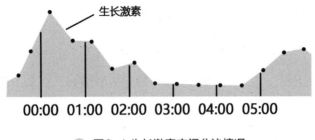

图6-1 生长激素夜间分泌情况

这样算下来，孩子至少应该在10点之前睡着，这样过1~2小时，到夜里11点的时候，孩子进入深度睡眠，正好也是生长激素分泌节律的高峰时期。两个条件相吻合，才能让生长激素分泌达到理想的峰值。

要想让孩子长得高，就要让孩子早睡觉。夜里11点到凌晨1点这段时间，尤其要保障孩子安稳睡眠，不要随意给孩子喂奶、喝水、擦汗、换尿布、换衣服，或者把孩子唤醒上厕所。这段时间孩子的睡眠如果被打扰，将会严重影响生长激素的分泌。

从孩子夜里开始睡觉到早晨7点左右，整个夜间，生长激素还有3~4

个小的分泌峰值。从这一角度出发，要保障孩子长高，还需要让他睡足够的时间。

中学生每天需要睡8小时，小学生需要睡9小时，幼儿园的小朋友最好睡够10小时。年龄越小，孩子需要的睡眠时间越长。要想让孩子长得高，做个睡宝宝是十分必要的。

刚讲到这里，听众当中一位幼儿园的保健医生提问了："我家孩子4岁，白天午睡能睡1~2个小时，可是晚上经常要11点以后才睡觉。如果强行把他放到床上，也会像烙饼一样，翻来覆去搞好久。如果哪天中午没有午睡，晚上就睡得早一些。像我家孩子这样睡得晚的，有什么办法纠正吗？"

她的话音刚落，下面的听众中好几个都附和：

"我家孩子也是这样的。"

"我家的也一样。"

我想起头一天夜间看到的满街跑的孩子们，不知道是否都是这样的情况。

我解释道："生长激素主要在夜间睡眠时分泌。白天睡眠时，生长激素分泌得很少。如果孩子因为午睡导致夜间睡眠时间晚，可以让孩子中午少睡一些时间，或者中午不睡，以保证夜间睡眠时间。"

除了和生长激素分泌有关，睡眠还可以促进营养物质的吸收，也有助于情绪变得良好。

对孩子睡眠的照顾，很有文化和地域差异。要想让孩子身高长得好，从小养成良好的睡眠习惯很重要，其中重要的一点，就是不要随意去打扰、逗弄睡眠中的孩子，注意培养孩子夜间醒来后再次迅速入睡的能力和习惯。

下面一些做法，家长可以选择用来帮助孩子实现良好的睡眠：

●营造良好的睡眠环境，对于保障孩子安稳睡眠很重要。

●孩子处于生长发育阶段，新陈代谢旺盛，卧室温度不宜过高，22℃左右即可。

●睡前不宜喝奶进食，空腹状态下有利于孩子良好地睡眠。

●北方冬季有暖气的时候，要注意卧室内的空气不要太干燥，可以用加湿器或者在暖气上放湿毛巾的方法维持室内一定的湿度。

●孩子睡觉时，不宜穿衣过多，主要把前胸和肚脐周围护住即可，尽可能穿薄的、吸汗的纯棉睡衣。

说到睡眠对身高生长的影响，我想起我的导师曾经和我说过，他以前在给儿童做脑电图的时候，发现和正常生长状态的儿童相比，生长偏离儿童睡眠时相有缺损（睡眠由不同时相组成），或许能对睡眠与生长的关系研究提供一些思路。

我去年在上海健高儿科门诊听那里的睡眠专家说，他们给儿童佩戴监测睡眠的腕表，通过睡眠数据分析发现，夜间深睡眠时相短的孩子，同期生长不良的比例较高。通过睡眠干预，提高夜间深度睡眠时间后，孩子的生长状况明显改善。

巧妙运动促进身高

　　运动一定可以帮助孩子长高。这是肯定的。但怎样运动能够起到更好的身高促进作用，就很有讲究。身高是由身体5个部分的骨骼决定的，我们先来看看运动可以促进的组成身高的骨骼有哪些。

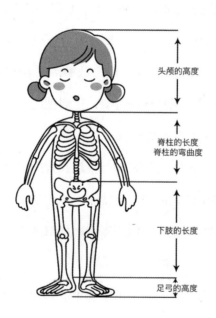

头颅的高度

脊柱的长度
脊柱的弯曲度

下肢的长度

足弓的高度

———● 图6-2 身高由头颅的高度、脊柱的长度、脊柱的弯曲度、
　　　　下肢的长度、足弓的高度组成

　　如图所示，和运动相关的骨骼部分有脊柱的长度和下肢的长度，还有脊柱的弯曲度，所以适宜的促进身高的运动应该是对脊柱和下肢有适宜刺激的运动，同时还要做适宜的形体训练，保持良好的脊柱弯曲度。不仅要达到理想的身高，还要促进美丽健康身姿的形成。

1.促进身高的运动方式

　　小方在一家医院做放射科医生，他长相秀气，但个头较矮。由于放射诊断技术过硬、心地善良、风趣幽默，院长把身高155厘米的妹妹介绍给了他。

　　夫妻俩站在一起身高差不多。生下儿子后，两口子挖空心思想办法，希望能让儿子长高一点儿。他们经常一人拽脚、一人抱头，把孩子往两头抻，或者在家里门框上方弄个吊环，没事就让孩子高举双手吊着。如此努力到上小学，孩子仍然是班上最矮的那一个。

　　小方两口子灰心了，心想他们这样的遗传基因，要想让孩子长高恐怕很困难。

　　后来学校组建篮球队，小方想办法把儿子塞了进去。虽然经常当板凳队员，但小方的儿子每天都跟着球队训练。几年的篮球打下来，眼看着孩子的身高渐渐和班上同学一样了。到了中学，孩子的身高超过了班上好些同学，已经脱离了板凳队员的行列，经常能看到他在比赛现场生龙活虎的身影。

　　现在的小方，看着比自己高一头的儿子，经常高兴得合不拢嘴。父子俩时常"勾肩搭背"地逛街，引来一片诧异的目光，不知道这两人是什么关系。

从小方儿子的故事中，对于哪些运动能够对身高有促进作用是不是可以看出一点儿端倪呢？从身高生长的机理上可以知道，对成长板有适宜刺激的运动对身高生长有很好的促进作用。

和身高密切相关的成长板分布在下肢的髋关节、膝关节和踝关节，有这些部位参与的关节碾磨运动，是有利于身高生长的运动。比如，骑自行车、打篮球、踢毽子、跳绳、游泳等，都属于这一类运动。

脊柱的长度也是身高的重要组成部分，对脊柱有适宜刺激的运动，比如做体操，对脊柱的柔韧性有很好的促进作用，也可以适当刺激脊柱的生长。蹦蹦跳跳的体操，也属于抗阻力运动，还可以增强骨质健康，提高骨密度，对身高生长有很好的促进作用。

2.巧妙利用运动对食欲的影响

一年一度的暑假到来了，素贞早就想利用暑假的时机，让她那个胖乎乎的儿子参加游泳班，把身上的肥膘减下去一点儿。暑期还没到，素贞就在离家不远的一所大学游泳馆给宝贝儿子报了名。她在心里企盼着孩子每次游完泳从水里钻出来时，身材都能变得更匀称一点儿。

游泳班很快就如期开班了。素贞儿子上的是初级班，先从蛙泳开始学习。这个看上去壮实的孩子比较惜命，游泳技术也比较差，每次游不了多久，就趴在泳池边上歇着。教练手握一根细竹竿，不时敲打着那些趴在池边的孩子，把他们赶回泳池中间。素贞对教练的行为心怀感激，希望孩子每次下水都能从头游到尾，恨不得孩子的皮下脂肪能融化在水中。

第一次游泳课结束了，走出游泳馆的大门，外面满是售卖泳装和小食品的摊贩，活脱脱是早市的模样。素贞的儿子站在热狗摊前就迈不动步了，大有不立刻吃到嘴里决不罢休的架势。素贞脸皮薄，不想在众人面前拂了儿子的面子，赶紧买了带着儿子离开。

此后，每次素贞的儿子游泳结束，都会以饿的名义帮游泳馆外的小摊做点儿生意，不是冰激凌、蛋糕，就是面包、饼干。虽然孩子游泳的技术见长，在泳池中来回游动的时间越来越多，运动量也逐渐增大，但体重不仅没有降，假期结束，还足足长了3千克。这可把素贞郁闷得要死，跑到我这里来求安慰。

我告诉她："运动强度对食欲是有影响的。我们可以根据运动时的心率变化来简单衡量运动强度。一般而言，每个人高强度运动到极致后的最大心率在每分钟200次左右。当运动时心率达到每分钟140~150次左右时，为较高强度的运动，这样的运动强度，对食欲一般有抑制作用。这也就是有些人表现的，累得不想吃饭了。"

听到这里，素贞边点头边插嘴道："嗯，我儿子有一回就是这样的情况。在我的努力逼迫下，跑步跑到哭，浑身被汗水湿透，回到家累得像条狗一样，瘫倒在沙发上，该吃饭的时候也不愿吃。当时把我心疼死了，怕把他累坏了，后来再也不敢让他那样运动了。"

我继续解释："当运动时心率在每分钟120次以下时，或者比安静时候的心率每分钟增加30~40次左右时，这样强度的运动一般对食欲会起到促进作用。不过运动强度对食欲的影响有个体差异，我说的只是一般情况。"

我对着素贞说："很多胖孩子希望通过游泳减肥，结果都和你儿子的结果差不多。游泳的时候，人在水里受浮力的影响，不容易达到抑制食欲的运动强度。如果技术程度不够，光是简单扑腾几下，运动强度就只是到了促进食欲的程度。想要通过这样的运动减轻体重，恐怕是做梦了。"

"孩子运动的时候，一般怎样去检测运动强度呢？需要仪器吗？"素贞问。

"不用那么复杂。孩子运动几分钟以后，让孩子停下来，赶紧测一下孩子手腕部位的脉搏跳动次数，计数15秒就可以啦。用15秒测量的脉搏跳动数乘以4，就是1分钟的心率，这样就大概知道孩子的运动强度啦。"

"我妹妹的孩子又瘦又矮，食欲不好，吃饭特别费劲，是不是可以让孩子做促进食欲的运动强度的运动呢？"

"当然可以啊！就身高促进而言，运动到什么强度，一定要根据孩子的体形和食欲来确定的。食欲不好的瘦孩子，适宜用低强度的运动，通过运动促进食欲，可以让孩子多获得长高的营养食物。食欲旺盛的胖孩子，适宜用较高强度的运动，一方面可以适当抑制食欲，避免过度进食，另一方面，通过运动消耗一些脂肪，可以延缓骨龄的快速增长。"

3.运动强度对生长激素的影响

玲玲的女儿上幼儿园大班，是全班长得最矮的，身高水平在3分以下。从中班到大班1年时间，身高只长了3厘米。保健医生建议玲玲带孩子到医院儿科内分泌专科去看看。

内分泌医生怀疑孩子生长激素分泌不足，建议先做一下生长激素运动激发试验。让孩子在跑步机上慢跑20分钟，让心率维持在每分钟120次，然后抽血检测生长激素。玲玲在现场还看到一个年龄大些的男孩子快速跑5分钟，让心率达到每分钟150次左右，然后也抽血检测生长激素。

由此可见，运动有促进生长激素分泌的作用。低强度运动20分钟后，生长激素会比运动前分泌增加，血液中较高浓度的生长激素一般持续20分钟左右。之后哪怕继续运动，生长激素也会下降（见图6-3）。

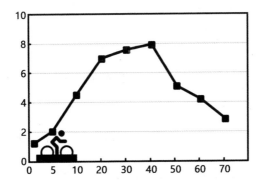

───● 图6-3 运动时间和生长激素（成长荷尔蒙）分泌的关系

（纵坐标为成长荷尔蒙，单位为纳克／毫升；横坐标为运动时间，单位为分钟）

另外，较高强度短时间的运动也会刺激生长激素分泌。我们可以利用运动激发生长激素分泌的特点，根据孩子对运动方式的喜好、运动承受能力、个性特点和条件，选择若干个时段的较高强度短时间运动或者低强度较长时间的运动，来达到身高促进的目的。

4.注意运动对睡眠的影响

运动对孩子的睡眠也是有影响的。

达达是个好动的小男孩，爸爸为了让孩子长得更高，每天晚上睡觉前带着达达去楼道里跳绳，希望通过运动，让达达疲劳后能早一点儿睡觉。谁知达达运动后经常很兴奋，久久都不愿意上床，让达达的父母很伤脑筋。

小丽是达达的同班同学，小丽的妈妈在幼儿园听过身高促进家长课之后，了解到运动对孩子身高促进的重要作用，马上在家落实。每晚8点半左右，小丽妈妈带着小丽做体操，做到9点，洗澡睡觉。以前的小丽，晚上上床后，通常要让她妈妈讲故事、喝水、上厕所，至少折腾半小时以上才会入睡，夜里还经常翻滚。自从睡前做体操后，上床不到10分钟就睡着了，夜里也睡得很踏实。这让小丽的妈妈实实在在地体会到了运动对孩子睡眠的极大促进作用。

运动对睡眠的影响，在每个孩子身上的表现不一样。睡前运动多长时间、做什么样的运动、运动强度怎样、运动持续多长时间，对孩子睡眠的促进作用都是不同的。家长需要根据孩子对运动方式的喜好、家庭条件、运动耐受能力、孩子平时的睡眠习惯，选择合适的运动。通过不断尝试，摸索出适合自己孩子的最适宜的对睡眠有促进作用的运动。

5.对身高促进作用较弱的运动

燕燕是个漂亮苗条的姑娘，从小喜欢跳舞。每次上舞蹈课前练习基本功，她都十分卖力，把那些劈叉、压胯、压肩等动作做得十分到位，还经常被要求做示范展示给其他学生看。

燕燕的妈妈听说跳舞能让孩子长高，心里经常喜滋滋地设想，未来的燕燕将会是怎样一副高挑火辣的身材。没想到，燕燕长到157厘米后，身高从此停滞。燕燕妈妈带着孩子去医院拍了骨龄片，医生告知成长板已经闭合了，让燕燕和她妈妈都非常遗憾。

超过孩子耐受能力的高强度运动，对身高促进是不利的，对孩子的健康也会造成一定的损害。比如儿童是不提倡跑马拉松的。还有举重、投掷等爆发性的运动对身高生长也没有较好的促进作用。对关节有一定损伤的运动，比如有些频繁跪地的舞蹈，可能会损害成长板，不利于孩子身高的生长。过度拉伸韧带的运动，如有些舞蹈的基本功训练，也是不利于身高生长的。单纯上肢运动，如举哑铃、吊单杠、引体向上，可以使肌肉强壮，但对身高促进并没有直接的作用。

6.长高体操的实践

明明在幼儿园上中班，家里人都希望明明将来能长成180厘米的大个子。明明的妈妈是一名儿童保健医生，接受了身高促进的培训后，觉

　　得让明明达到期望身高还是有可能的。

　　在运动方面，一家人分工合作。明明的爸爸每天下班后带明明去跑步。每天睡觉前一小时，明明的妈妈带明明做体操。这样坚持了几个月，明明觉得每天一个人做这样的运动太枯燥了，不愿意坚持下去。每次家长都要费不少口舌、使出浑身解数，才能有时候让明明做做运动。

　　一次开会时见到明明的妈妈，她和我说起这件事，非常希望明明能在幼儿园和小朋友一起把身高促进的运动做完，回到家里实施其他的内容。听闻此意，我也深感这是家长普遍的需求，心里想着促成这件事情。

　　深圳东方百合歌舞团的团长潘老师是我的好朋友。我经常和她谈起身高促进的事情，她对孩子的身高促进也非常感兴趣。潘老师经常去艺术院校为她的歌舞团招收演员，首要条件就是身高。以潘老师的角度看身高，不仅要有高度，还要有美丽的身姿。潘老师做儿童舞蹈培训多年。她也发现，跳舞的孩子也不是个个都长得高。

　　我和潘老师细细商量讨论了很久，从跳广场舞的大妈们对集体运动的热情中得到启发，想设计一套适合幼儿园和学龄儿童的长高体操，让孩子们在幼儿园和学校做身高促进的运动。我把儿童身高生长的生理学基础详细解释给潘老师听，长高体操的运动要对长高的关键部位，比如脊柱、下肢关节给予适宜刺激。潘老师根据其舞蹈培训的专业特长，再加入形体训练的内容。我们还充分考虑孩子们可接受性、趣味性、耐力的特点，用集体训练来增加团体感，提高依从性。这套长高体操在设计过程中，还得到了韩国专家的指导。

长高体操设计完成后，先在潘老师那些参加舞蹈培训的孩子当中试用了2年，后来又在深圳几家幼儿园实践。我的总体感觉是，幼儿园的小朋友集体做长高体操，孩子们的参与度和兴趣比独自运动要高得多，也在很大程度上解决了家长没有时间带孩子运动的困难。

舞蹈老师带孩子们做操，在身姿方面比较注重，所以经过几个月跳长高体操的训练，孩子们个个身形优美。运动只是身高促进的一个环节，那些参加跳操的孩子的健康管理，由辖区妇幼保健院儿童保健专家承担，负责对身高促进的孩子进行饮食、营养素补充、睡眠、疾病预防等方面的指导，也对孩子们的身高促进效果进行综合评估。

情绪是身高的催化剂

苗苗是个文静、内向的小女孩，身高和体重一直都在中等水平。

在她上小学一年级那年，苗苗的爸爸有了外遇，被苗苗妈妈发现后，家庭战争开始了。两口子经常爆发口舌之争，甚至肢体冲突。

每当家庭战争爆发时，苗苗总是惊恐万分地期盼爸爸妈妈之间的争吵尽快结束。随着夫妻矛盾的不断激化，两口子开始谈及离婚的话题。苗苗和爸爸妈妈间经常出现这样的对话：

"苗苗，我和你爸离婚后，你愿意跟谁过呢？"苗苗不希望爸爸妈妈分开，面对妈妈的问话，她无语地摇着头。

"你可不能跟着你爸过，他要给你找后妈的，那样你就成可怜的'小白菜'了，你一定要跟着妈妈过。"苗苗的妈妈也不管孩子是否明白"小白菜"究竟是一个人还是一棵菜，经常对着苗苗絮絮叨叨。

苗苗的爸爸也舍不得孩子，经常拉着苗苗的手表白心迹："苗苗，你妈铁了心要和我离婚，将来你一定要跟着我，我能让你继续过富裕的好日子，要啥给你买啥。你妈太抠门，你跟着她会受穷的。宝贝，爸爸平时对你多好啊，你会跟着我的对吧？"苗苗希望和爸爸妈妈一起生活，不知该如何回答爸爸的问话。

夫妻之间的矛盾持续了1年。在那段日子里，苗苗郁郁寡欢，经常被噩梦惊醒，梦见爸爸妈妈一人拉着她的一只手，往两边拽。

那一年，苗苗的身高只长了3.5厘米。爸爸妈妈将苗苗带到医院做了各项检查，都没有发现任何疾病问题。

1年后，小三骗走了苗苗爸爸的巨额钱财后跑了。苗苗的爸爸后悔不已，回心转意要和苗苗妈妈好好过日子。苗苗妈妈念在夫妻一场，尤其是看在孩子的分上，原谅了苗苗爸爸，一家人恢复到之前安静和谐的生活。

苗苗的爸爸妈妈为了弥补由于家庭矛盾对苗苗的疏忽，都对苗苗倾注了更多的爱。苗苗放下了心里的包袱，被爸爸妈妈的爱滋润着。那一年，苗苗的身高长了7厘米。

情绪对儿童身高的影响早有专家关注。孤儿院的孩子，身高增长不足的比例通常较高。被考试压力笼罩的孩子，身高生长常不尽如人意。假期中孩子身高的生长速度往往高于考试的月份。这些现象都充分说明了情绪对身高的影响。

不良的情绪会影响生长激素的分泌，会影响消化道对营养物质的消化吸收，会影响孩子的睡眠，这些最终会影响孩子身高的生长。愉悦的情绪，就像催化剂，可以让营养和睡眠等干预方法发挥更好的身高促进效果。

第七章

促进身高的专项营养素

蛋白质的强大作用

孩子身高的生长，就像盖房子，首先需要设计图纸。是准备盖平房，还是楼房？盖几层的楼房？长高的设计图纸就是期望身高和遗传身高。真正盖起房子来是需要原材料的，而长高的原材料就是促进身高生长的营养素。

骨骼的主要成分中，2/3是钙、1/3是蛋白质。这是基础营养，好比盖房子的建筑材料，如沙子、钢筋、水泥、砖头等。盖房子离不开建筑工人，帮助钙吸收的维生素D就相当于建筑工人。盖好的毛坯房还需要做外装饰、内装修，才能具备房子的功能，维生素A就像是装修工人，把增长的骨骼修饰成为人的骨骼的生理形状。

儿童长高所需要的蛋白质，首选肉、蛋、奶。

前几天，我去一家社区卫生服务中心给那里儿童保健科的医生做身高促进门诊示范，指导一名4岁男孩每天吃50克肉、1个蛋、500毫升奶。家长忧郁地问我："孩子不爱吃肉和蛋，怎么办？"

"不用着急，没有吃足够量的肉、蛋、奶，可以用蛋白粉来补充。"家长一听有办法，面露喜色，忙问我选择什么样的蛋白粉，有什么讲究。

我告诉家长，市面上绝大多数的蛋白粉都是大豆制品，含有大豆异黄酮，属于植物雌激素，有促进孩子骨龄提前的可能。所以，最好选择非大豆制品的蛋白粉，如乳清蛋白粉。

帮助钙吸收的维生素D

维生素D是一种脂溶性维生素，一共有5种化合物，其中和人体健康关系密切的是维生素D_2和维生素D_3。

维生素D_2称为麦角钙化醇，维生素D_3称为胆钙化醇。一些如蘑菇、酵母之类的植物性食物所含的麦角固醇经过紫外线照射后，会转化为能被人体吸收的维生素D_2，也称为外源性维生素D。人体的皮肤被紫外线照射后，皮下脂肪中所含的7-脱氢胆固醇会转变为维生素D_3，也称为内源性维生素D。

无论是内源性还是外源性维生素D，都没有活性。维生素D进入血液循环后，首先在肝细胞微粒体中25-羟化酶系统的作用下转化为25-羟胆钙化醇［25-(OH)D3］，这时候的维生素D生物活性作用还很弱，需要进一步经过肾脏内1α-羟化酶的催化，生成具有生物活性的1,25-2羟胆钙化醇［1,25-(OH)2D3］，经过血液循环作用于肠道、肾脏和骨骼，和这些器官组织内的受体结合而发挥生物学作用。

维生素D在帮助人体钙吸收过程中起着关键的作用。食物中的钙和磷经过消化道进入胃肠道后，首先需要借助维生素D来促进小肠黏膜对钙的吸收。膳食中钙的吸收主要通过主动转运方式来进行，而钙在吸收和转运过程中，维生素D都起着关键性作用。缺乏维生素D，钙的吸收和转运都无法完成。有研究表明，没有活性的维生素D，膳食中的钙吸收不到10%，因此，充足的维生素D是保障钙吸收的最佳必要条件。

钙在肠道被吸收进入血液后，又需要维生素D的帮助促进肾小管对钙的重吸收，从而减少钙的流失。维生素D就像身体的钙储存仓库的守财奴，把肠道的钙多多地收到仓库中，不让仓库中的钙流失出去。

除此之外，维生素D还可以促进软骨细胞不断增殖，有助于新骨的钙化，让骨骼不断生长，促进骨骼的生长发育，同时让旧骨脱钙，促进钙的游离，从而使骨质不断更新，参与调节机体的钙、磷代谢平衡，维持血钙的正常水平。

小樱的儿子4岁了。她一直希望孩子将来的身高能长到180厘米，可是孩子现在的身高只有50分，属于平均水平，离180厘米还差好几个档次。我建议小樱给她孩子每天补充1000国际单位的维生素D，她疑惑道："孩子3岁以后就没有吃过维生素D了，保健医生说不用吃了呢。"

我解释道："保健医生说得没有错，从预防佝偻病的角度而言，3岁以上的孩子不容易得佝偻病了，是可以不用经常补充维生素D了。但是你希望你儿子长180厘米呀，保健医生没有说你家儿子一定要长180厘米吧？"

小樱摇摇头："保健医生从来没有问过我希望孩子长多高呢。"

"是啊，医生没有问，你也没有说，那就只能从防治佝偻病的层面来谈补充维生素D的事情了。维生素D对人体健康的作用是多方面的，预防佝偻病的作用你是知道的，对吧？"小樱点点头。

"维生素D还有很重要的作用，是促进身高生长。钙是骨骼的基本营养元素，钙的吸收依赖维生素D，所以，要想孩子长得高，维生素D必须足够才行。"

"那维生素D要吃多久呢？"小樱一副打破砂锅璺到底的架势。

"要看各人的目的。如果只是为了预防佝偻病，维生素D补充到3岁就可以了。如果想促进身高生长，就要补充到孩子身高不长了为止。维生素D对于预防骨质疏松很重要。另外，维生素D还有一个重要的功能，就是保持血管内皮的光滑度，预防心血管疾病。从这两个方面来说，维生素D需要终生补充呢。"

小樱听罢连连点头："这么说我们全家人都应该补充维生素D才对呀。补充多少剂量比较好呢？和孩子补充的剂量一样可以吗？"

我拿出手机，调出我存在里面的资料拿给小樱看，是我国营养学会推荐的中国居民营养素推荐摄入量。

表7-1 中国居民维生素D参考摄入量

年龄（岁）	推荐摄入量（国际单位/天）	最大耐受量（国际单位/天）
0~4	400	800
4~7	400	1200
7~11	400	1800
11~成年	400	2000

我指着这个表对小樱说："推荐摄入量是基本补充量。不同年龄的人，最大耐受量不同。在最大耐受量之内都是非常安全的剂量。"

"那我再问一下，吃什么样的维生素D比较好呢？"

我和小樱是朋友，我耐心地告诉她："维生素D是脂溶性维生素，和空气接触后容易氧化。如果选用滴剂，每次使用后一定要拧紧瓶盖、避光、冷藏保存。一般而言，用这种剂型每次使用拧开瓶盖时，维生素D都会暴露在空气中，几周后就难以保证剂量了。胶囊是现在广泛使用的剂型，比如，那种大家用得很普遍的粉色和绿色的小葫芦胶囊。每个胶囊的维生素D剂量也在推荐摄入量和最大耐受量之间。胶囊的囊皮是避光的，可以更好地避免氧化。小年龄孩子每次吃的时候，剪开胶囊前端的突出部分，把里面的液体剂挤到孩子嘴里。像你家孩子这个年龄，也可以直接吞服。"

"啊？还可以直接吃啊，我家孩子每次嚼完那个小葫芦，我都嘱咐他把皮吐出来呢。"

我点点头道："是，那个胶囊皮是可以食用的。现在又有新型的产品可以选择了，是一种维生素D的喷剂，使用很方便。每一喷是400国际单位的剂量，香甜的口味，直接通过口腔黏膜吸收，孩子腹泻时也不影响维生素D的吸收。"

"那长期吃维生素D会不会中毒呢？我周围朋友都有这种顾虑，所以都不敢给孩子长期吃，自己也不敢吃。"

我无奈地想：这可能是咱们这个民族的特性？治疗疾病服用药物之前，首先考虑药物的副作用。补充营养素之前，也首先想到中毒的问题。

面对疑惑的小樱，我只好继续解释："一般情况下，孩子每天服用2~5万国际单位的维生素D，或每天每千克体重服用2000国际单位的维生素D，还要连续服用数周或数月才可能发生中毒。你们现在每天才补充1000国际单位的维生素D，离中毒还差得十万八千里呢。如果不放心，就去医院采血做一下维生素D的检测吧。"

我又从手机里调出维生素D检测水平的参照值，拿给小樱看，就是下面的这个表。

表7-2 25-羟-D（维生素D）检测值判断参考

检测值（纳克/毫升）	维生素D水平参考判断
5以下	出现佝偻病症状
10以下	严重缺乏
20以下	缺乏
20~30	不足
30~40	存在不足的风险
40~45	理想水平偏低值
45~55	理想水平均值
55~60	理想水平偏高值
≥100	过量
≥150	中毒

———● 注：1纳克/毫升 = 2.5纳摩尔/升

"你希望你儿子长到180厘米，最好把维生素D水平维持在60纳克/毫升的水平。"我补充道。

听我说到这里，小樱一脸满足："这下我全明白了，我有你这个朋友真好啊，在别处可得不到这么全面的解答。往后我孩子长高有什么不明白的地方，我还得麻烦你啊。"

"这个可以有。"我笑着送走了踌躇满志准备为孩子身高促进做贡献的她。

骨骼生长的装修师——维生素A

维生素A对骨骼的作用同样重要。它能够增强长骨骨骺软骨中的细胞活性，促进长骨骨骼中软骨细胞的增生。维生素A与视黄醇对基因的调控有关，视黄醇具有相当于类固醇激素的作用，可促进糖蛋白的合成，促进生长和发育，强壮骨骼，维护头发、牙齿和牙床的健康。维生素A可以促进蛋白质的生物合成、促进骨细胞的分化、参与软骨素的合成，在多个层面促进骨骼的生长。

当维生素A缺乏时，成骨细胞与破骨细胞间的平衡被破坏，或由于成骨活动增强而使骨质过度增殖，或使已形成的需要被吸收的骨质不吸收，导致骨腔变小、骨的结构粗短，骨质向外增生，压迫经过骨小管的神经和血管。

　　简单而言，如果维生素A不足或者缺乏，骨头往长的纵向方向生长的作用可能会减弱，往横向或者往粗的方向生长的作用会增强，导致骨骼生长畸形。从这一方面来说，成年骨质增生的人，如果补充维生素A，可能对缓解症状有帮助呢。

　　另一方面，维生素A缺乏会导致软骨素合成下降，从而影响儿童身高的增长。此外，维生素A能够促进生长激素的合成，特别是对夜间生长激素的分泌具有调控作用。因此，长期缺乏维生素A会影响儿童骨骼生长发育和身高增长。除了对骨骼生长的作用以外，维生素A还能促进大脑发育、维持正常的铁代谢、增强机体免疫力、维护正常的视觉功能。

　　那天送走小樱后没过几天，小樱的表姐梅艳又找上门来了。她是来了解给孩子补充维生素A的事情的。

　　梅艳在一所中学当音乐老师，我们平时经常在一起弹琴唱歌，彼此很熟悉。一进门，她就用自己那银铃般的嗓音问道："我以前从来没有听说过维生素A还能帮助孩子长高，那天听小樱说起，我也上网查了一下，好像挺有道理的。但是具体做法查不到，网上的资料不太多，好些都是针对夜盲症和角膜软化那些严重维生素A缺乏的情况。今天正好在这附近办事，我还是上你这里来问问比较踏实。你说，我应该给我女儿吃多少维生素A？买哪个牌子的呢？"

　　我打开电脑里存放的资料，展示给她看："这个表是我们国家营养学会推荐的各个年龄人群维生素A的推荐摄入量和最大耐受量，按照这个表里面的介绍，从推荐摄入量到最大耐受量之间，选一个合适的剂型给你女儿吃，就可以啦。"

表7-3 中国居民维生素A参考摄入量

年龄（岁）	推荐摄入量（国际单位/天）		最大耐受量（国际单位/天）
	男	女	
0~1	1000		2000
1~4	1000		2300
4~7	1200		3000
7~11	1600		5000
11~14	2200	2000	7000
14~成年	2700	2000	9000

"我可以选小樱买的那种粉的或绿的小葫芦样的制剂吗？"

"当然可以。你女儿现在的身高是平均水平，你好像是希望她将来长到165厘米的，对吧？那就先吃粉色的吧，每天1粒，每粒含维生素A2000国际单位、维生素D700国际单位，都是帮助孩子长高的营养素。"

"维生素AD的产品，除了粉色和绿色的葫芦，还有其他款可以选择吗？"

"有的，还有一种形状像小鱼儿的透明包装的维生素AD产品，也是很好的，可以参考选择。"

"我平时还经常给孩子吃胡萝卜和菠菜，好像也含维生素A，不会吃多了吧？"

"不会的。胡萝卜等橙黄色蔬菜里面含的是β-胡萝卜素，吃了以后经过身体好几个环节的代谢，才能转化为能起作用的视黄醇（维生素A），已经所剩无几啦。

"一般人因为食物导致维生素A摄入过量的情况很少见，动物肝脏含维生素A较多，但是我们一般吃不了太多。维生素A中毒的情况多见于误服，比如，小年龄儿童一次服用剂量超过30万国际单位，可能会导致急性中毒；每天服用5~10万国际单位、连续服用半年左右，可能会导致慢性中毒。成年人一般每天补充剂量在1万国际单位以内，都是比较安全的剂量。"

"自从认识你以来，我们全家的营养和健康都比以前好了。我妈妈每天吃2粒粉色的维生素AD小葫芦，已经坚持了1年半，患感冒的次数比以前少多了。有一次，她不小心摔了一跤，她自己以为要骨折了，爬起来没事。上周单位组织体检，她的骨密度比去年还提高了一点点，她觉得是坚持吃维生素AD的作用，现在我爸和我们两口子都吃上了。健康比什么都重要啊！"

我很欣赏梅艳对健康知识的学习、认同和迅速落实于行动的风格，告诉她的知识，往往能受惠一群人。想到这里，我不禁又补充道："维生素A可以平衡成骨和破骨细胞的作用，我记得你爸爸有骨质增生的情况，不妨补充维生素A试试看。不过最好定期监测骨密度啊，毕竟维生素A还有增强破骨细胞的作用，老年人需要避免骨质疏松呢。"

梅艳大眼睛一闪，睫毛随之舞动："啊？维生素A还有这种功效啊！那我赶紧让我爸坚持吃下去。"

钙，骨骼的基本成分

要想弄清楚孩子长高为什么需要补钙，首先要从骨组织的成分说起。

骨组织是人体一种坚硬的结缔组织，主要由骨细胞和基质等组成。在骨基质中，含有35%的有机成分，主要是胶原蛋白，另外65%是无机成分，称为骨盐，其主要成分为羟基磷灰石结晶［化学式为$Ca_{10}(PO_4)_6(OH)_2$］。羟基磷灰石结晶中含有大量的钙元素，使得骨骼集中了全身99%的钙。这是骨组织区别于其他组织的较大特点之一，也是骨骼如此坚硬足以支撑全身体重的秘密所在。

骨组织内主要有3种细胞，分别是骨细胞、成骨细胞和破骨细胞。骨细胞是骨组织内的主要细胞，肩负着骨骼组织的各种主要功能。成骨细胞是骨生长形成的主要功能细胞，负责骨基质的合成、分泌和矿化（沉积钙盐）。破骨细胞与成骨细胞相对应，行使骨吸收的功能。成骨细胞和破骨细胞二者协同作用，在骨骼的发育和形成过程中发挥重要作用，这种协同作用终生存在。

在儿童阶段，成骨细胞的作用较强，维持儿童的骨骼不断生长。在老年阶段，破骨细胞的作用较强，因此骨质疏松的发生也较多见。成骨细胞和破骨细胞的相互作用，也受骨骼或者身体姿态的影响，如果一个人长期处于不正确的身姿，骨骼会发生重建，较难修复。这也是一些老年人一旦形成弯腰驼背的习惯后，再也无法挺拔的原因。

骨骼发育是在这些骨组织细胞与体内各种激素、生长因子调控下的复杂过程。如果用最简单的描述来说明这一过程的话，就是成骨细胞不断分泌、合成骨基质，并且自身变为骨细胞，使得骨骼得以生长；破骨细胞吸收旧有骨组织，为骨骼生长开辟道路。在骨骼发育的过程中，成骨作用与破骨作用处于动态的平衡中。

骨骼发育的过程中，需要成骨细胞不断分泌合成骨基质，骨基质的主要成分是胶原蛋白和钙盐等，因此骨骼发育过程中需要身体摄入大量的相关营养物质。

钙离子不仅是骨骼中的重要组成部分，也在机体的其他组织中行使着重要的功能。在体内血液中的钙浓度处于精妙的调节中，骨钙和血钙维持一定的动态平衡，所以血钙的检测值通常无法反映身体是否缺钙。

当血液中钙浓度升高时，降钙素等激素调节会增加骨骼中的钙沉积，并降低肠道钙的摄取吸收。当血液中钙浓度降低时，甲状旁腺素等激素调节会增加骨骼中的钙释放，并增加肠道的钙摄取。换句话说，骨骼中的钙和肠道吸收的钙形成了动态的平衡。

这便是长高要补钙的真正原因——孩子身体要长高，就需要在骨骼中不断合成骨基质，需要消耗大量来自血液的钙，如果肠道能够吸收足够的钙，则能保证血钙的平衡。如果肠道摄入钙量不足，为了维持血钙平衡，体内的激素调节则会增强骨骼中的钙释放、降低骨骼钙沉积，从而影响骨骼发育，进而减缓了身高生长。

钙是人体内含量最多的无机元素，占人体重量的1.5%~2%，是骨骼和牙齿的重要组成成分。钙不仅是构成机体完整性不可缺少的组成部分，还在机体各种生理和生化过程中，对维持生命起着至关重要的作用。钙还对人体的新陈代谢、酸碱平衡有很重要的作用，能降低毛细血管和细胞膜的通透性，降低神经、肌肉的兴奋性，维持细胞的正常生理状态。

儿童身高增长的过程其实就是骨骼生长发育的过程。足月出生的正常体重婴儿的骨骼重量约100克，出生后第一年增加到2倍。青春期前骨生长相对较缓慢，钙的积储不高，每日仅约为150毫克。青春期生长发育高峰出现时，骨的发育也达到高峰期，钙的积储大幅度增高，可达每日275~500毫克。

骨骼的发育不断地需要钙的转换和积储。骨骼在旧骨脱钙、新骨形成的过程中不断地转换、更新，在动态平衡中维持生长。骨的转换随着年龄的不同而有变动。婴儿期1年身高的增长为25~26厘米，1岁以前的婴儿骨转换率1年约100％。这也就意味着婴儿从出生到1岁时，全身骨骼的钙都换了一遍，以保持快速的骨骼生长。1岁以后，随着儿童年龄增长，身高生长的速度逐渐下降，骨转换率也逐渐减低。从3~4岁至青春期前，孩子每年身高生长速度为5~7厘米时，每年的骨转换率为10％。进入青春期以后，身高生长开始突增，骨转换率相应也提高。至成年骨骼生长稳定后，骨转换率每年降为2％~4％。

钙是人体中构成骨骼和牙齿的主要成分。人体中99％的钙集中于骨骼之中。因此，相对而言，骨密度检测是比较能够反映身体钙营养状况的。钙的不断增加、积储才能使骨骼得到增长。可以说，钙是骨骼生长的基础原料，钙和身高有直接关系。当钙供给不足或体内钙缺乏，就可能导致骨骼发育不良，骨生长发育受阻，影响到身体的长高，甚至导致骨骼畸形生长。

人一生的健康和钙营养状况息息相关。刚出生的新生婴儿，身体内钙含量很低。随着年龄的增长和身高的增长，到30岁左右达到人一生最高的骨峰值。这个时候身体钙含量最高，骨密度值也最大。之后，身体的钙含量开始走下坡路，随着年龄的增长，骨密度值不断下降。

如果一个人在30岁之前注重钙和维生素D的补充，并合理运动，维持良好的钙营养状况，那么，他到30岁的时候骨峰值就会比较高，储备的钙营养就会比较多，在30岁以后就有更多的老本可吃。

女孩比男孩更需要注重钙营养。女孩一般在20~30岁会经历怀孕过程。胎儿生长发育所需要的钙来自母体，包括饮食和骨骼。即使孕妇钙营养不良，仍然会给胎儿提供足够的钙。这样一来，孕妇自身的骨质健康就会受到极大的损害。因此，女孩在孕前就需要达到良好的钙营养状态，才不至于因为怀孕对自身的骨骼及牙齿健康造成损害。

一生健康的标志之一，可以用"老得慢、病得晚"来形容，这都和钙营养密切相关。所谓"人老先老腿"，骨质不致密、骨量减少、骨质朝着疏松的方向发展，是腿脚不利索的重要原因。如果不注意钙营养，人到中老年，可能就老得快。一旦跌跤就可能导致骨折，那就病得早了。

我的一位邻居，退休后准备去美国看儿子，临行前不小心摔了一跤，股骨头骨折了，只好退了机票做手术。卧床期间没有运动，骨质大量脱钙，骨质更加疏松。此后的十几年，他基本上无法正常行走，生活质量严重下降，至今美国之行也未能实现。

图7-1直观地描述了人的一生钙营养的变化情况，要想达到较高的生活品质，一生都要注重钙营养才行呢。

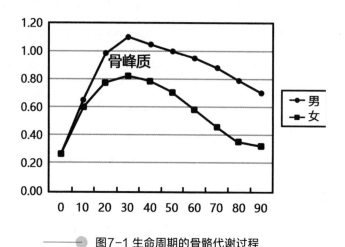

——— 图7-1 生命周期的骨骼代谢过程

（纵坐标为骨矿物含量，单位为骨量；横坐标为年龄，单位为岁）

　　钙的补充，可以从饮食和钙剂两个方面获得。最优质的补钙食物是奶和奶制品，不仅含钙量很高，且其中的钙易于吸收。肉类、鱼虾类、豆制品、坚果中钙含量也较丰富，但是和奶及奶制品相比，还是略逊一筹。有些资料中谈到芝麻酱含钙也很丰富，但是能够食用的量实在太少了。

　　从我国国民的饮食结构和习惯看，钙的摄入量是偏低的。由于经常出差，我住过各式各样的酒店，酒店的自助早餐一般都比较丰盛。我经常听到的顾客询问服务员的问话是："请问：粥放在什么地方？"如果哪顿自助早餐没有准备粥，一定会被顾客提意见。但是很多自助早餐没有准备奶，却很少见顾客有什么反应。这说明我国国民对含钙高的奶类食物的重视程度，远不及含钙不高的粮食类食品。

由此可见，只靠食物来获得足够的钙，在我们国家现有饮食模式下，难以做到，还应该充分利用钙剂来弥补膳食钙摄入的不足。

在钙剂的选择方面，首先需要考虑的是成分，最好首选生物利用率高的钙剂。比较市面上常见的钙剂，以碳酸钙这种制剂的生物利用率最高。

表7-4 常见钙制剂的钙含量、吸收率和生物利用率

名称	钙含量（％）	吸收率（％）	生物利用率（％）
碳酸钙	40	26.1	10.44
磷酸三钙	38.7	25.2	9.75
醋酸钙	22.7	32	7.26
柠檬酸钙	21.4	22.2	4.75
乳酸钙	13	32	4.16
葡萄糖酸钙	9.1	34.3	3.12
草酸钙	27.4	10.2	2.79

除此之外，选择钙剂时，还应该考虑孩子能够长期服用的接受度和方便程度。

婴幼儿选择颗粒剂，服用就很方便——可以用少量水溶解后服用，也可以加到米粉、粥、饭里面服用，还可以用香蕉、面包、馒头等食物

蘸着吃。对于吃奶的孩子，那些带着淡淡奶香味道的颗粒钙剂，更容易接受。

年龄稍大的孩子，可以选择咀嚼钙片。那些各种颜色、各种口味的小动物形状的钙片，深受孩子们的喜爱，能让孩子主动接受钙剂补充的程度大大提高。

碳酸钙分解后，形成氧化钙和二氧化碳。二氧化碳是气体。有些孩子服用碳酸钙制剂后，分解产生的二氧化碳会让孩子产生胃胀等不舒服的感觉。这种情况下，可以选择泡腾钙剂。这种制剂加入水之后，碳酸钙会分解产生二氧化碳，之后再服用，可以减少胃部不舒服的症状。

钙制剂的辅料，有时会添加蔗糖。糖对于孩子的牙齿健康是不利的，在选择钙剂时，也可以加以考虑。

钙剂在制作过程中，难免会有少量的铅残留。一般而言，铅含量越低的钙制剂，品质相对越高。

钙剂的补充量，可以参考不同年龄儿童的钙需要量，再根据孩子当天奶、蛋、肉等含钙丰富食物的进食量，补充一定的钙制剂。下面是中国营养学会推荐的各年龄段儿童钙参考摄入量。

表7-5 各年龄段儿童钙参考摄入量

年龄（岁）	推荐摄入量（毫克／天）	最大耐受量（毫克／天）
0~0.5	200	1000
0.5~1	250	1000
1~4	600	2000
4~7	800	2000
7~11	1000	2000
11~14	1200	2000
14~18	1000	2000

上述表中的钙剂补充量，是指元素钙的剂量。不同的钙制剂，所含元素钙的剂量是不同的。下面是常见钙制剂的元素钙含量。

表7-6 每100毫克钙元素相当于不同钙制剂的量

钙剂名称	钙制剂量（毫克）
碳酸钙	250
磷酸氢钙	434
醋酸钙	441
乳酸钙	769
葡萄糖酸钙	1111

我的孩子需要补钙吗

我经常听到有人问：

"我的孩子半岁了，还在吃母乳，需要补钙吗？"

"我的孩子快2岁了，什么都能吃，还需要补钙吗？"

"我的孩子在幼儿园吃3顿饭，回家还和我们一起吃1顿饭，需要额外补钙吗？"

"我的孩子已经上小学了，应该不需要补钙了吧？"

……

是否需要补钙，首先看身高。如果孩子当前的身高低于期望身高，每天补充100~300毫克的元素钙，对孩子身高促进有好处。

另外，可以根据孩子当天的饮食情况来补充钙剂，如果奶、蛋、肉没有吃够量，也可以补充100~300毫克的钙剂。没有特别的情况，每天总的钙补充量在300毫克左右就可以啦。

小张是我家一位亲戚的同学。他号称对营养方面的钻研比较深，经常在微信上和我探讨孩子的营养问题，比如，水果应该空腹吃还是饭后吃，花生应该去皮吃还是连皮吃等。

前几天，她带孩子去医院做了微量血检查，告诉我她孩子缺钙，问我应该给孩子补充多少钙。我问她医院的医生是怎样评价和指导的，她说医生给孩子开了好几盒钙粉，她想核实一下我的意见是否和当地医生一样。

　　我想着需要对她解释的内容比较多，用手机微信输入比较慢，就打开电脑详细地用文字解释道："一般情况下，身体中血钙和骨钙处于动态平衡状态。血钙一旦降低，甲状旁腺会立刻释放甲状旁腺素，把骨骼中的钙释放到血液中。同时，肠道从食物中摄入钙的吸收也会增加，肾脏还会增加血钙的重吸收、减少血钙从尿中排出。这样一来，血钙会很快恢复稳定的水平。相反，如果血钙浓度高了，甲状腺会马上释放降钙素，促使血中的钙沉积到骨骼，也使肠道从食物中吸收的钙减少，肾脏也减少对血钙的重吸收、增加钙从尿液中排出的量。同样，通过这样的调节，使血钙稳定在正常的生理水平。因此，血钙的检测，难以反映骨钙的营养状况。"

　　"那用什么方法能检测孩子的骨钙水平呢？"小张很快敲过来几个字。

　　"人体血钙水平受到严格调控，只有在极度钙缺乏或短期大量摄入钙时，血钙水平才略有下降或上升。因此血钙检测值一般难以反映儿童钙营养的真实状况。比较精准的衡量钙营养的方法，是做骨密度检测。骨密度可以衡量人体骨矿物含量，间接指示人体的钙营养水平。骨密度检测有几种不同的检测方法，一般医疗单位普遍使用的定量超声骨强度检测具有价廉、便携、无放射性等优点，在临床应用逐渐增加，但其结果同时也受骨骼弹性、结构等影响，其临床价值有待证实。

　　"儿童的骨密度检测结果的正常范围一般有5条曲线表示。最下面一条曲线是正常范围的最低值，如果检测值在最下面一条曲线以下，就属于缺钙了。从下面数第二条曲线，表示骨矿物含量在中下水平，存在缺钙的风险。中间一条曲线是平均值，最上面一条曲线表示骨矿物含量较高，钙营养良好。超声骨密度检测结果如图7-2所示。"

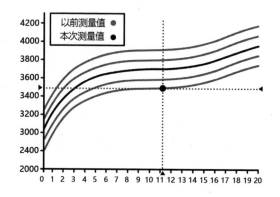

—— ● 图7-2 桡骨远端—儿童

（纵坐标为超声速度；横坐标为年龄，单位为岁）

我想着小张比较好学，干脆再介绍一些专业内容给她。

"中华医学会儿科学分会儿童保健学组的专家发表在《中华儿科杂志》上的文章提出，骨密度检测中，双能X线吸收法（Dual-energy X-ray absorportiometry，DXA）测定骨矿物含量（Bone mineral content，BMC）和骨密度（Bone mineral density，BMD），具有快速、准确、放射性低以及高度可重复等优点，被认为是评估人体骨矿物质含量而间接反映人体钙营养状况的最理想指标。

"骨密度结果通常根据不同年龄而定，可分为正常范围、骨量减少范围、骨质疏松风险范围。见下图。

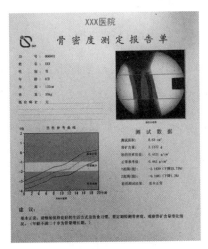

———● 图7-3 8岁男童的双能X线骨密度检测结果

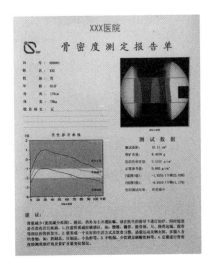

———● 图7-4 成年男性的双能X线骨密度检测结果

"评价孩子的骨密度检测结果，最好和家长对孩子的期望身高相结合。如果期望身高在平均值以上（男孩170厘米、女孩160厘米），骨密度最好也维持在平均以上的水平。

"生长旺盛的儿童，骨代谢过程较快。每半年左右定期监测骨密度，可以经常了解儿童骨质健康状况，根据情况及时调整增强骨质的健康促进方法。"我详细地解答着。

"我孩子补钙需要补多久呢？"小张接着问。

我说："钙是身高生长的基础营养，记得你说过希望儿子将来长到180厘米，那就先补到孩子身高不长了为止吧。"

"那我和我老公需要补钙吗？"小张问起来没完没了。

"那就看你俩对健康的需求啦。如果希望骨质健康，将来病得晚、老得慢，那就把钙补起。"我套用了一句小张经常挂在嘴边的成都话，调侃道。

小张发过来一个俏皮的表情，继续问道："这样一直补钙，会不会补多了？会不会对身体有害啊？"

对于小张这种打破砂锅璺到底的劲头，我深深领教过，她会一直不厌其烦地问下去，一副谦虚好学的模样。于是，我耐着性子慢慢解答："身体对钙的需要有自动调节的功能，当吃下去的钙超过身体的需要量时，肠道会减少对钙的吸收，肾脏也会增加对钙的排出。补钙的剂量，可以通过骨密度来调节。孩子可以每半年到一年做一次骨密度检测，你们两口子可以每年做一次骨密度检测。

"如果骨密度水平很高，而你们补充钙剂的量很大，可以适当减少补充剂量，然后再定期监测骨密度。经过一段时间，基本上可以摸索出维持适当骨密度所需要补充钙剂的剂量。

"当然，骨密度水平不仅和钙剂的补充量有关，还和维生素D的补充量有关，更与运动方式和运动量密切相关。

"万一钙剂补多了，弊端之一是增加便秘的风险。因为钙剂会和肠道的脂肪结合，形成皂钙，有可能导致便秘。另一方面，肾脏排出钙增多，有些人可能会增加结石的风险。这些都是可以通过检测或者临床症状发现的，有个体差异。

"当然，还有一个弊端，就是浪费钱啦。"

"我彻底明白啦。"这是小张结束询问的信号，我心里舒一口气，她终于问完了。

生命之花——锌

20世纪五六十年代，在伊朗的偏僻农村，有不少儿童生长发育迟缓。长大成人之后，多数人身高只有120厘米左右，不仅劳动力丧失，而且生殖器官发育不良，缺铁性肝脾大，精神不振，有异食癖，人们称之为"伊朗乡村病"。医生长时间找不到病因，也无法治疗，给当地民众带来极大的痛苦。后来专家经过调查研究发现，这种病是由于严重的锌缺乏导致的。经过补充锌治疗后，儿童的各种症状明显改善。

锌的生理功能表现在很多方面，锌可以促进生长发育和组织的再生，能够维持一个人的味觉和促进食欲，还可以增强机体的免疫功能。

从更加细微的层面看，锌与核酸及蛋白质的合成及对细胞的生长有密切的关系，因此可以促进儿童的智力发育。

锌可促进骨骼的形成和钙化，促进胶原组织的形成，促进身高生长。锌还可以促进生长激素、胰岛素样生长因子等影响身高的重要激素的合成和分泌，对儿童身高有重要影响。

锌对于蛋白质和核酸的合成，以及对于细胞的生长、分裂和分化的各个过程都是必需的。

体内的锌供给充足时，胱氨酸、蛋氨酸、谷胱甘肽等内分泌激素的合成代谢才能够正常进行。充足的锌可维持中枢神经系统代谢、骨骼代谢，保障、促进儿童体格生长、大脑发育、性征发育及性成熟的正常进行。因此，锌缺乏是引起儿童食欲低下、消化功能降低、骨生长缓慢、骨钙化不良和发育迟缓的重要原因。

缺锌，是很多家长挂在嘴边的对孩子营养状况的疑虑之一，也是我经常被家长询问的内容。

我们可以首先从食物来源分析孩子是否存在锌摄入不足的情况。如果孩子平时经常吃含锌丰富的食物，那么缺锌的风险就比较低了。锌的膳食来源有很多，动物性食品中的锌含量比植物性食品高，含锌丰富的食物有瘦肉、海产品、坚果、蛋黄等。另外，锌的功能会受谷物和豆类中的植酸，菠菜中的草酸、高钙、高纤维的影响，所以应注意这些食品对锌吸收的不利作用，尽量避免含锌丰富的食物和影响锌吸收的食物同食，以增加膳食锌的吸收利用。

另一方面，也可以从孩子的食欲来判断。锌通过参加构成含锌蛋白和唾液蛋白，对味觉及食欲起促进作用，锌缺乏时对味觉系统有不良的影响，会使舌头上的上皮细胞脱落增加，堵塞味蕾的出口，导致味觉迟钝，也可引起食欲显著减退。

因此，判断孩子是否缺锌，首先看孩子的食欲。如果孩子食欲好，基本上可以排除缺锌的可能。如果孩子食欲不好，怀疑缺锌，可以尝试补充锌制剂。如果补充后食欲好转，也可以基本确定有缺锌的可能。

孩子是否需要补锌，可以根据膳食、食欲、身高生长等因素来决定。一般而言，食欲不佳、肉食摄入过少、身高生长不理想的孩子，可以适当补锌。每天可以补充3~5毫克锌，可以选择的剂型有颗粒剂、片剂、液体剂型。锌制剂加上甘草，可以增强锌对免疫功能的促进作用。锌制剂加上维生素K，可加强锌对身高的促进作用。选择锌制剂时，尽量不要选择太甜的制剂，以免影响孩子的牙齿健康，也避免孩子养成嗜甜的不良饮食习惯。

第八章

控制骨龄是妙招

都是体重惹的祸

小青是一家省级医院的儿童保健医生，曾经在我科室进修，跟着我学习了身高促进方法，并全部用在她儿子身上。娇小的她希望儿子身材魁梧，能够长到175厘米，超过她身高不到170厘米的丈夫。

在我的指导下，小青每年给孩子拍手骨片，除了她自己评价骨龄，也请我评价。

干预的头两年，孩子的身高和骨龄的增长速度都和小青对孩子的期望身高基本一致。孩子9岁的那一年，胃口大开。小青一家三口和她的父母住在一起。小青妈妈的烹调水平超高，做出的饭菜经常让全家忍不住大快朵颐。看到外孙子胃口好，做外婆的喜上眉梢，更是再接再厉。在满足孩子胃口的同时，也让孩子的体重飙升。

这一年，小青儿子的身高长了10.5厘米，体重长了7千克。这可把小青的妈妈高兴坏了，认为全是她的功劳。逢人便自夸，她是如何把外孙子养得又高又壮的。

小青感觉不对劲，孩子青春期前的生长速度是1年5~7厘米，超过1年8厘米的生长速度只有青春期才有啊。

小青赶紧带着孩子去拍了手骨片，一看就发现她儿子已经进入青春期了。细细评价骨龄后，发现这一年孩子的骨龄长了2岁，平均每1岁的骨龄只有5.2厘米的身高速度，这对于青春期的孩子而言，身高增长的速度太低了。

眼看着175厘米的目标变得遥远了，小青心里焦急万分，忙找我询问原因和寻求补救办法。

我叹口气："都是体重惹的祸啊！"

根据手掌和手指骨评价的骨龄称为掌指骨骨龄，简称RUS骨龄。男孩一般在骨龄16岁的时候，下肢长骨生长结束，身高生长也基本停止了。

掌指骨的发育受生长激素和雌激素的调控。青春期前，儿童身体内低浓度的雌激素可以促进脑垂体分泌生长激素和促进肝脏合成胰岛素样生长因子，帮助身高和骨龄的生长发育。

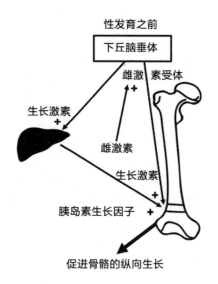

图8-1 青春期前，低剂量的雌激素促进生长激素分泌，
促进胰岛素样生长因子合成，促进长骨生长和骨龄增长

来源：Börjesson AE. The role of estrogen receptor α in growth plate cartilage for longitudinal bone growth. J Bone Miner Res. 2010, 25(12):2690-700.

进入青春期后，雌激素分泌增加，体内较高浓度的雌激素会直接加速骨龄的生长，促使成长板闭合。

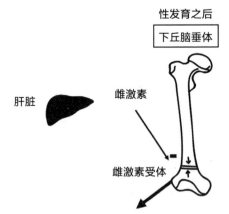

图8-2 青春期，高剂量的雌激素直接作用于成长板，
加速长骨的生长和成长板钙化闭合

（来源：Börjesson AE. The role of estrogen receptor α in growth plate cartilage for longitudinal bone growth. J Bone Miner Res. 2010, 25(12):2690-700.）

促进身高的②号方案，就是控制体重。控制体重可以减少由于体重增加导致的身体脂肪含量的增加，减少由于脂肪组织增加导致的脂肪组织内芳香化酶含量的增加，从而减少由于芳香化酶诱导的雌激素转化增加。

小青告诉我，她妈妈说，孩子看上去很壮，体重增加长的不是肥膘，而是肌肉。

我笑称："你妈妈还挺有学问的。咱们一切用数据说话。去年你给孩子做了体成分检测的，我记得身体脂肪含量是14％。今年你给孩子做了同样的检测吗？"

"做了，升到23％。"

"一般情况下，体脂率控制在15％以下时，1年时间骨龄增长超过1岁的可能性比较小。从现在开始，你要做通你妈妈的工作，控制孩子的水果和主食的进食量。每天称体重，最近这一年最好控制体重不再增长。"

这又是一项艰巨的任务。小青一脸沮丧。

"做起来并不是很难，关键是成年人观念的改变。很多时候，不是孩子要吃，而是家长要给。"

"我妈妈就是这样的典型人物。"小青道，"我都准备带着孩子搬出去住了，又怕我妈有意见。"

"首先，控制食物的购买量，每次少买一些。其次，控制每次做饭菜的量。尽量少做，不要担心不够吃。最后，不要互相劝吃，少吃一口算一口。最好让你妈妈退居二线，换你爸爸做饭。你妈妈每次把饭菜做得那么香，想不多吃都难。"我嘱咐道。

小青点点头："我明白了，就是您经常说的控制体重的办法，少买、少做、少吃，把饭菜做得难吃一点儿。"

我俩相视大笑。

随后的1年，小青对父母晓之以理、动之以情，费了很大力气，管住她儿子的嘴。除此之外，她还请了篮球教练，每周3次带她儿子打篮球，终于拽住了她儿子的体重。

1年下来，孩子的体重增长1千克、身高增长8厘米、骨龄增长0.7岁，相当于1岁骨龄长了11.4厘米。这样的结果，让小青重新燃起了对她儿子175厘米身高目标的希望之火。

身高促进的过程中，骨龄是必须要管控的指标。尤其当身高生长速度比较慢的时候，更要延缓骨龄的生长速度，努力实现和期望身高相符的骨龄身高生长速度。

我经常用赛跑打比方来和家长解释怎样平衡身高增长的速度和骨龄生长速度之间的关系。

假如男孩180厘米的期望身高好比赛程，你可以开老爷车参赛，也可以开跑车参赛，每辆车的汽油是固定的，相当于只有16年的骨龄。

老爷车速度慢，但是省油，赛车速度快，但是费油。比赛持续时间不限，各人可以随意采取不同的速度朝着目标前进。速度很快的赛车耗费固定的汽油，也许很早就到达了180厘米的终点；也许前期跑得很快，但是后期汽油用尽，只好永远停留在170厘米的半途。龟速的老爷车跑得慢，虽然花费更多的比赛时间，但是也许用固定的汽油，慢慢地也能爬到180厘米的终点；当然，也有可能老爷车跑得太慢，最后油料消耗殆尽，也只是跑到165厘米的程度。

骨龄的生长发育速度和体重的增长速度及体形密切相关，要想延缓骨龄增长，在控制体重方面，可以采用下面这些指标：

●控制体重增长在平均增长速度以下。

●控制体重的增长速度低于身高的增长速度。

●3岁以上儿童至青春期前，每年的体重增长不超过3千克，最好控制在2千克以内。

●每增长1厘米身高，体重增长控制在0.3千克以内。

●控制体脂百分比在15%以内。

●2岁以上儿童保持苗条的体形。

在保障合适身高增长速度的前提下延缓骨龄增长，还可以让骨质较为致密。相反，身高生长速度快的孩子，尤其要注重骨质健康，更要注重钙、维生素D的补充和加强使骨骼变强壮的抗阻力运动。

延缓骨龄增长还有一个比较实惠的优点，一套衣服可以穿更长的时间。

我可以吃豆制品吗

豆豆是个6岁的小女孩，聪明伶俐，讨人喜欢。可是在饮食上颇让她妈妈伤脑筋，用她妈妈的话来说严重偏食。

豆豆最喜欢的食物是豆制品，她不爱喝奶，特别喜欢喝甜豆浆，喜欢吃豆腐、豆腐丝、豆腐干等豆制品。只要每顿饭有和"豆"相关的食物，她都吃得特别香。如果没有豆制品，她就吃得特别少。

为了让孩子能多吃一点儿，家里人几乎天天都买各种豆制品，豆豆的妈妈也学会了做各式各样的豆制品菜肴。家人都在想：难道是孩子的名字没有取好？弄得孩子对豆制品如此情有独钟。

不久前，豆豆的妈妈和我说起她对孩子165厘米身高的期望，我劝她先带孩子去拍个手骨片评价一下骨龄。我评完片子，发现豆豆的骨龄已经7岁了，当前骨龄的身高对应的成年身高在152厘米的水平。

身材苗条的豆豆为什么会骨龄提前呢？我估计是豆制品吃得太多的缘故。

我把结果告诉豆豆妈妈，她愁得额头皱成了五线谱、眉心拧成了川字："如果不让豆豆吃豆制品，她能不能活下去都是个问题啊！家里如果哪顿饭没有豆制品，她就罢吃呢。"

我介绍豆豆妈妈带着孩子去找我的朋友、儿童心理专家成医生，用行为矫正的方法循序渐进地改变豆豆偏食的行为。

3个月后，豆豆妈妈高兴地打来电话："你那个朋友成医生水平实在太高了，心地特别善良，很有爱心，豆豆特别喜欢她。现在豆豆可以隔1~2天不吃豆制品了。"

又过了3个月，我得知豆豆已经可以在没有豆制品的情况下正常吃饭了。

1年后，豆豆的身高长了6厘米，体重长了1.4千克，骨龄长了0.8岁，骨龄的身高达到了7.5厘米的速度，在朝着期望身高的目标迈进。

我对喜形于色的豆豆妈妈敲着警钟："虽然这一年豆豆的身高和骨

龄长得不错，但孩子现在的骨龄仍然提前于年龄，骨龄的身高水平距离期望身高水平还有很大差距。所谓革命尚未成功，同志仍需努力。身高促进的各项环境干预措施一点儿都不能放松呢。"

豆豆妈妈鸡啄米似的点着头："我知道，我知道，我们全家都会努力的。"

豆制品一般指大豆制品。大豆中含有大豆异黄酮，简称"植物雌激素"，有类似雌激素的作用，有可能会促进骨龄加速生长。

另外，塑料制品在高温状态下，也会释放一种环境激素，结构和雌激素有点儿相像。从延缓骨龄的角度出发，需要身高促进的孩子，尽量减少用塑料制品在微波炉中加热食物的机会。塑料的瓶装饮料也尽量少喝，因为夏天运输途中，或许会有遇到较高气温的时候。

每个孩子对雌激素的敏感程度不一样，孩子能不能吃豆制品，不能一概而论。在身高促进过程中需要延缓骨龄的孩子，最好少吃含植物雌激素的食物。没有这方面需求的孩子，就不需要刻意控制了。

小女生的情结

阿娇将近40岁才生下女儿靓靓，两口子对孩子视若掌上明珠，百般呵护。孩子有什么要求，一般都尽量满足。

靓靓长得颇有林黛玉的风范，是个多愁善感的小女生。她自小就爱看安徒生童话故事，尤其喜欢王子和公主的故事情节，经常把自己当成小公主，想象着如何和王子一起快乐地生活。家里的玩具中，各式各样的公主玩偶摆满了房间，靓靓不时给这些玩偶更换各种漂亮衣服。

最近这几年，靓靓迷上了电视连续剧。那些言情剧成了她的精神食粮。开播前，她就坐在电视机前等着。吃饭、写作业、睡觉都比不上看连续剧重要。

靓靓边看电视边评论，经常入戏，把自己当成剧里的女主角，如何和男主角谈情说爱，不到10岁的女孩子，一副老成状。

阿娇和我有工作上的联系，一次谈及她女儿的身高，我动员她先带孩子去拍个手骨片，看看骨龄在什么水平。结果是，靓靓的骨龄比年龄提前了1.3岁。

苗条的靓靓，为何骨龄也提前呢？估计和她沉迷于言情电视剧有关。

靓靓原本就是多愁善感的性格，加上经常被男女情感的画面和情节刺激，会对下丘脑性中枢产生刺激，导致雌激素分泌增加，促使骨龄加速生长。

那些男欢女爱的游戏画面也可能会导致同样的结果，对孩子实现理想身高是不利的。

在身高促进过程中，3岁以上的孩子最好每年监测骨龄。当骨龄生长速度较快，阻碍达到期望身高时，需要细细分析原因，及时调控导致骨龄提前的各种环境因素。

中医、中药是个宝

舒舒7岁半了，我经常跟舒舒妈妈开玩笑，戏称舒舒为"胖姑娘"。

舒舒妈妈不服气："舒舒只是体形粗壮而已，根本算不上胖。"

过了几个月，不到8岁的舒舒出现乳房发育了，吓得舒舒妈妈赶紧带着女儿去了儿童医院内分泌科就诊。

医生给舒舒做了相应的检查，也抽血查了性激素，认为孩子的性发育提前。医生给舒舒开了中药制剂，嘱咐先吃几个月，看看乳房发育的情况，再决定后续干预方案的调整。舒舒吃了半年中药，舒舒妈妈惊喜地发现，舒舒已经外凸的乳房慢慢缩回去了。

舒舒的事情让我想起了小玉和她的女儿。

小玉在医生的指导下给她女儿做身高促进1年了。她用的是合理饮食、保障睡眠、每天运动、良好情绪的①号方案和补充钙、维生素AD的③号方案。

1年下来，女儿身高长了6厘米，体重长了2千克，骨龄长了1岁。身高增长的速度比没有做身高促进之前要快，但是按照这一年1岁骨龄长6厘米身高的平均速度，和小玉对女儿165厘米的平均以上的期望身高还是有差距。

小玉对女儿期望身高的愿望很强烈。和医生商量后，在医生的指导下，小玉给女儿用上了中药知柏地黄丸。1年后再次评价，女儿身高和体重的增长速度和前一年一样，但是骨龄只长了0.7岁，相当于1岁骨龄长了8.5厘米的身高。

我外公是个医术很高的中医，自小耳濡目染，使我对中医、中药情有独钟，经常感叹祖国医学的博大精深，任何病症都从整体的角度看待原因和治疗。

从中医辨证的角度分析，骨龄提前的原因可能为肝肾阴虚、相火妄动；肝失疏泄，郁而化火；脾虚痰凝，湿热下注等，这些都是从机体阴阳平衡的理念综合看待儿童的健康。

当孩子出现颧红潮热、盗汗、五心烦热、舌红少苔的时候，要考虑肾阴不足，可施用滋阴降火的知柏地黄丸。

当孩子出现胸闷不舒、心烦易怒、舌红苔黄的时候，可能是肝郁化火，可以施用疏肝解郁、清心泻火的丹栀逍遥散。

中医讲究辨证施治，要针对每个孩子的具体情况，考虑孩子的舌相、脉相，给予个性化的干预。中药的具体应用方法，需要由专科医生来确定。

第九章

身高的医疗干预

疾病导致的矮小必须治疗

影响身高生长的疾病有很多，家长千万不要掉以轻心，该给孩子检查的时候要检查，该治疗的时候，一定要及时治疗。

1.小精豆冥冥

冥冥是个聪明机灵的小男孩儿，小精豆一般的身材，除了个子比同龄儿童矮，简直挑不出毛病。

上幼儿园入园体检的时候，保健医生告诉冥冥的妈妈，孩子的身高没有达标、在第3百分位数以下，最好带孩子去内分泌科做进一步的检查。

冥冥妈妈心想，孩子吃得好、睡得香，活泼聪明。只是现在身高矮一点儿，没有什么关系，以后会长的，不用再折腾去做检查了。

冥冥在幼儿园的3年，每次体检，身高都不达标，一直拖到8岁。眼看孩子与同班同学身高差距越来越大，冥冥妈妈才带孩子去医院内分泌科做检查，发现冥冥是脑垂体生长激素分泌不足，导致生长激素完全缺乏的孩子。生长激素是促进身高生长的重要激素，生长激素缺乏的孩子如果不治疗，将来的身高，男孩一般在160厘米以下，女孩一般在150厘米以下。

2.打呼噜的赫赫

赫赫从小睡觉就打呼噜。婴幼儿阶段呼噜声比较小，家人只是觉得这么小的孩子睡觉打呼噜很有意思，都没有当回事。

随着孩子逐渐长大，赫赫夜间睡觉的呼噜声也越来越大，而且妈妈发现赫赫好像越长越难看了。更为糟糕的是，赫赫的身高增长速度也越来越慢。从原来每次体检身高在平均水平，到现在幼儿园大班时，身高处于中下水平了。

一次，幼儿园家长健康课堂请了一位口腔科专家来讲课，除了讲牙齿保健的内容，专家还讲到腺样体肥大的早期识别。

腺样体肥大的表现之一就是孩子睡觉打呼噜，脸会慢慢地变形难看。腺样体肥大的孩子由于呼吸的气道不通畅，容易导致缺氧，会影响孩子的生长发育。

赫赫妈妈听完专家的讲解，感觉赫赫的表现和腺样体肥大的症状非常像，赶紧带着孩子去医院看病了。不久，赫赫做了腺样体摘除手术，睡觉的呼噜声没有了，夜里睡觉安稳了。过了几年，赫赫的身高也逐渐恢复到平均水平了。

3.脾胃不好的阳阳

阳阳的出生，给全家带来无限欢乐的同时，也带来不小的烦恼。

阳阳自幼胃肠道功能不好，不仅胃口差，还经常拉肚子。用阳阳妈妈的话来说，拉得比吃得多。这样的情况下，阳阳长得瘦小就难免了。

这些年来，家人带着阳阳去过不少医院，看过各类专科的医生，被诊断为肠吸收不良综合征。用了各种各样的治疗方法，阳阳的消化道症状始终没有明显的改善，依然吃得不多，每天排便却在3次以上。

　　每次体检，阳阳身高不达标，体重也不达标，把全家人愁得不行。妈妈心想，不达标的身高，男孩子就是将来有可能长不到160厘米的身高啊，这是无法接受的状态啊。阳阳全家人动员所有的社会关系，继续为孩子寻医问药。

　　在西医对孩子治疗效果不佳的情况下，夫妻俩听说某中医药大学附属医院在调理脾胃功能方面技术不错，决定带着孩子去试试。

　　真是皇天不负有心人，在中医专家详细地辨证后，采取中药口服、推拿捏脊、穴位按摩等综合治疗方法。持续几个月的治疗后，阳阳的胃口逐渐好转，每天排便次数也减少到正常状态。更让家人欣慰的是，阳阳身高增长的速度明显加快。

　　影响身高生长的疾病有很多，包括内分泌系统的疾病，如生长激素缺乏症、甲状腺功能减低症、肾上腺皮质增生症等；中枢神经系统疾病，如脑垂体肿瘤；遗传代谢性疾病，如先天性卵巢发育不全、先天性软骨发育不全、先天性成骨发育不全等；呼吸系统疾病、过敏性疾病、心血管系统疾病、消化系统疾病、泌尿系统疾病，等等。

　　当孩子的身高低于正常水平、生长速度慢、身高生长水平和遗传身高差异很大时，一定要去医院请医生判别是否有疾病的情况，尽早明确诊断和治疗，以免耽误孩子将来的身高。

生长激素不是洪水猛兽

小萱的儿子是个足月小样儿，孕39周出生，身长只有46厘米、体重不到2500克。

小萱儿子的遗传身高是173厘米（50分的水平），家人对孩子的期望身高是176厘米（75分的水平）。和孩子出生时3分以下的身高现状相比，期望身高是个遥不可及的目标。

孩子爸爸说孩子的身高已经输在了起跑线上，后天要努力追赶。孩子长到1岁时，身高增长了22.5厘米，达到67.5厘米，还是维持出生时3分以下的水平。体重长到了8.5千克，是3~10分的水平。显然，这一年孩子体重增长的速度高于身高增长的速度。

儿童保健医生面对孩子的这一情况，也没有特别的干预方法。在对孩子继续进行专案登记管理的同时，嘱咐小萱给孩子加强营养，给孩子多吃一点儿、吃好一点儿。也建议小萱带孩子去儿童医院看看，小萱没当回事，也不知道该去哪个科，就没有去。

孩子2岁时，身高长到77厘米，仍然在3分以下的水平。体重10.8千克，升到10分的水平。这时候儿童保健医生了解了一点儿矮小的相关知识，建议小萱带孩子去内分泌科看看。小萱一听内分泌这个词，感觉好像和她儿子无关，仍然没有去。

孩子长到3岁，身高依然在3分以下，儿童保健医生很负责任，苦口婆心地劝说小萱带孩子去内分泌科检查。这回小萱听从了儿童保健医生的建议，带孩子去儿童医院内分泌科做了生长激素激发试验，结果显示生长激素缺乏，需要使用生长激素替代治疗。小萱恐惧激素药物的副作用，没有给孩子治疗。

一直拖到孩子4岁，小萱眼看孩子矮得实在不像样，又去找儿童保健医生商量。那个社区的儿童保健医生正好接受了身高促进的培训，了解了更多身高促进的保健和内分泌相关知识。儿童保健医生对小萱详细解释了如果不给孩子治疗的后果，并解释了大概的治疗过程，强烈建议小萱给孩子进行内分泌治疗，并联系了儿童医院开辟社区转诊的绿色通道专家。

小萱儿子从4岁开始进行生长激素替代治疗。小萱很快学会了生长激素的注射方法，每天晚上给孩子打生长激素。为了减轻孩子对打针的恐惧，小萱选择了隐藏式注射笔。

与此同时，在儿童保健医生的指导下，小萱每天给孩子保障肉、蛋、奶的摄入，补充足够的维生素D和维生素A，补充足够的钙剂，适当补充锌制剂，带孩子每天做运动，保障夜间睡眠，让孩子心情好。

小萱自己每个月给孩子测量身高和体重，听从儿童保健医生的建议，避免孩子体重增长过快。

在使用生长激素的两年间，小萱儿子第一年身高增长11.2厘米，体重增长2.2千克，骨龄增长1.1岁。第二年身高增长9.7厘米，体重增长2千克，骨龄增长0.9岁。看到儿子身高促进的效果如此明显，且没有发现任何不良情况，小萱彻底消除了对生长激素的恐惧。

生长激素（GH）是由人体脑垂体前叶分泌的一种肽类激素，由191个氨基酸组成。生长激素通过刺激肝脏产生胰岛素样生长因子(IGF-1)发挥其生理功能，促进骨骼生长，促进机体合成代谢和蛋白质合成，促进脂肪分解，抑制葡萄糖利用，使血糖升高。在青春发育期时，生长激素在性激素的协同作用下，更进一步促进身高快速增长。

并不是只有生长激素缺乏才可以用生长激素治疗，目前尚无法明确病因的匀称型特发性矮小的孩子，生长激素可能不缺乏，但是可以用生长激素治疗。美国食品药品监督管理局（FDA）先后批准了特纳综合征（Turner syndrome，TS，又名先天性卵巢发育不良综合征）、Prader-Willi 综合征（ PWS ）、慢性肾功能不全和小于胎龄儿、特发性矮小、SHOX基因缺乏、努南（Noonan）综合征等7种非生长激素缺乏的矮小相关适应证。

特发性矮小的孩子中，可能有部分属于生长激素分泌紊乱或敏感性不足，或者是受体敏感性不足，以及胰岛素样生长因子结合蛋白运转或释放胰岛素样生长因子存在某种缺陷等。对于这些原因导致的矮小，使用生长激素治疗，可以在一定程度上纠正其中的缺陷，从而起到有效提高最终身高的作用。

生长激素是美国食品药品监督管理局（FDA）和中国食品药品监督管理局（CFDA）批准治疗矮小儿童的唯一有效的药品。

足球巨星梅西，幼年时因生长激素缺乏导致矮小，10岁时身高只有125厘米。正是后来通过注射生长激素长高到170厘米，才成就了如今的一代球王。

矮小的孩子使用生长激素前要在医院做一般体格检查，包括当前身高和体重、外观、第二性征发育情况、全身各系统检查。要做实验室检查，包括：血/尿/便常规、肝功能、乙肝两对半、肾功能、电解质、甲状腺功能、血脂、血糖、骨龄、垂体、生长激素激发试验。

此外，根据孩子的具体情况，可能还需要做IGF-1\IGFBP3、IGF-1生成试验、皮质醇、促皮质醇激素、性激素、戈那瑞林激发试验、绒毛膜促性腺激素试验、染色体核型（女孩必做）、血气分析、骨密度、25-羟VD3、头颅/胸部/脊柱/骨盆/四肢长骨X光摄片等检查。如果不做基因筛查的话，检查费用一般在2000~4000元。

生长激素应用于临床已有几十年了，现有数据表明其安全性较好，不良反应总体发生率低。如果严格按照说明和适应证来用药，生长激素是非常安全的药物。

目前发生的生长激素治疗的不良反应主要是短期一过性的，主要有：一过性高血糖现象，通常随着用药时间延长或停药后恢复正常。极少的孩子注射部位局部有一过性反应（疼痛、发麻、红肿等），发生率随用药时间延长而降低，也可能和心理因素有关，是可耐受的。如果剧烈运动或运动量突然加大后有些孩子会出现关节疼痛或肌痛，减少运动量、适量运动即可减轻症状。

矮小的孩子是因为生长激素分泌障碍（包括生长激素分泌量和活性等因素）、生长激素不敏感等原因导致孩子身高不足，使用生长激素治疗的目的是外源性补充生长激素。治疗只会促进孩子身高的增长，如果停药，孩子将按照原来的生长速度生长，对自身的生长激素分泌没有影响。

矮小的孩子如果越早发现、越早诊断、越早治疗，身高增长的效果越好。孩子的年龄越小，骨骺的软骨细胞增生及分化越活跃，孩子身高生长的空间和潜力越大，对治疗的反应越敏感。治疗费用和体重成正比，孩子的体重越大用药剂量就越大，治疗费用就越高。体重15千克的矮小孩子治疗1年花费2万元左右，体重40千克的孩子治疗1年则要花费约6万元，而且年龄越大，治疗效果越不佳。

一般而言，生长激素治疗没有固定的疗程，要根据孩子的适应证、身高矮小的程度、骨龄、家庭经济状况等决定使用时间。一般情况下应至少治疗6个月到1年，以观察疗效。具体要听取医生的建议，遵医嘱进行治疗。

因每个家长对孩子身高的期望值不同，以及家庭经济水平所限制，治疗的疗程也会有所不同。但是随着孩子年龄的增长，治疗的花费会因体重的增加而增加。

临床上对生长激素治疗有效性的判定是，治疗后生长速率比治疗前增加2厘米/年以上。生长激素可以先试用3个月，如复诊后效果不佳，需要家长和医生一同分析影响疗效的因素。

身高的增长是相对缓慢的过程，应用生长激素治疗的孩子身高不一定马上就会快速增长，一般不可能用药后就达到"立竿见影"的效果。

性 抑 制 剂 该 用 还 得 用

梅梅8岁半的时候已经长得人高马大，比同龄女孩粗壮很多。因为孩子的乳房发育已经很明显，梅梅的妈妈带孩子去了当地省妇幼保健院儿童保健科就诊。做了性激素检测、子宫卵巢B超等各项检查之后，梅梅被诊断为中枢性性早熟。医生建议采用性抑制剂治疗，延缓孩子的性发育和骨龄生长速度。

梅梅的妈妈对此心存疑惑，害怕孩子将来的性发育受到影响，也觉得治疗费用有点儿高，央求医生先用中药制剂治疗。

尽管医生详细解释了梅梅需要用性抑制剂的原因和不用可能导致的孩子身高损失和健康损害的后果，梅梅的妈妈还是想先试用比较便宜的治疗方法。

半年后，梅梅的身高长了4厘米，体重长了3千克，骨龄长了0.7岁，多个性发育的指标都有明显变化。医生分析，如果不用性抑制剂治疗，孩子将来的身高估计在150厘米以下。梅梅的妈妈听闻此言，依从了医生的嘱咐。治疗1年后，孩子身高增长8厘米，体重增长3.3千克，骨龄增长0.8岁，获得了比较好的治疗效果。

中枢性性抑制剂是促性腺激素释放激素类似物（GnRHa），结构和促性腺激素很像，可以和性激素受体结合，但却不会导致性激素分泌，起到以假乱真的作用。

性早熟的孩子采用性抑制剂治疗的目标主要有两个：一是最大限度地达到正常成年身高，实现合适的骨龄身高生长速度；二是预防过早出现初潮，使孩子性发育的状态和年龄基本一致，保护孩子心理行为的健康发展。另外，如果孩子过早出现初潮，将来发生乳腺癌、生殖系统肿瘤的风险也会增加，对孩子一生的健康不利。

中枢性性抑制剂治疗性早熟应该尽早开始，如果等到孩子已经进入青春晚期、成长板接近闭合、身高生长潜能不多的时候再治疗，效果通常不佳。有人形容，青春期一旦启动，性发育进程就像一匹脱缰的野马，很难驾驭。

我曾经听安徽芜湖一位著名的内分泌专家谈起，他用芳香化酶抑制剂延缓青春期孩子的骨龄，效果不错。后来又听河南省中医药大学第一附属医院的一位教授说，她也在临床用了同样的方法，获得良好的疗效。这类药物的使用需要有经验的内分泌专科医生根据孩子的具体情况而定，好像在性早熟的治疗方面用得还不太普遍。

手术增高不可取

前年夏天，我应邀去北京一家民营儿童医疗机构讲身高促进的系列课程。讲课之前，主办方请我先去那家机构商谈一下讲课的具体安排，再看看场地。

那天下午，我一走进那家干净整洁、充满温馨和童趣的医院，迎面碰见一位多年不见的老朋友。她是一位外科专家，我之前因为儿童意外伤害急救宣传的事情和她有过密切接触。

一见面，她热情地和我打招呼，充分显示着她那外科医生的豪爽特征。问明我的来意，她嘴一撇，一副不以为然的样子："想长高？到我这里全都有办法，把大腿的骨头做手术弄长一点儿就行啦。"

我听得倒吸一口冷气。"你做过几个这样的手术啊？"我小心地问。

"一个都没有做过。"她大手一挥，"可能因为我是小儿外科医生吧，孩子们一般不会做这样的手术，要等到成年身高不长了，才会做。要做也去了成人外科，轮不到我啦。"

听她这样说，好像这种断骨延长手术是小菜一碟。我不禁连连摇头，也不由想起今年在深圳出差时听到的一个真实故事。

我朋友家的远房亲戚芳芳是个28岁的姑娘，长得如花似玉，娇小无比，身高146厘米。因为身高太矮，严重影响了她找工作和找对象，听说做手术可以增高，芳芳找到深圳一家三甲医院，央求骨外科医生把她的身高"拔高"一点儿。

尽管医生不建议她做这样的手术，也详细告知了手术可能导致的各种风险，她还是坚持要试一试。手术做完了，做得很成功，预计可以增高5厘米左右。

芳芳躺在医院的病床上，双腿放在牵引架上，开始了无限的遐想。想着增高后朋友们惊异的目光，和心目中白马王子约会的甜蜜，修长的双腿带来的自信心增长……连做梦都经常笑醒。手术后的疼痛和无法行走的不便，她都咬牙挺着，只盼将来下地的那一天。

终于熬到可以下地的时候，芳芳抑制不住内心的激动，挂着双拐挪到镜子跟前，左照右看，对自己加长的双腿无比满意，恨不得马上扔掉拐杖跑到大街上去炫耀。

可是好景不长，芳芳不小心摔了一跤，导致双下肢多处骨折。

这是怎么回事呢？我推测可能是跟芳芳对增高后的长腿走路还不太适应，也可能跟她的骨质处于钙含量不足的状态有关。

芳芳以前一直没有补充过维生素D和钙剂，也没有经常锻炼的习惯，她的骨质情况本来就不佳。手术后，她在病床上躺了几个月，骨骼大量脱钙，也没有加强维生素D和钙剂的补充，更谈不上做抗阻力运动来增强骨密度。所以，一摔下去，就出现多处骨折的情况。

此后，很长一段时间芳芳都在医院待着，做了很多次手术，也无法达到正常行走的程度。已经好几年过去了，芳芳仍然在轮椅上坐着，让人唏嘘不已。

第十章

身高促进的朵朵浪花

新生的宝宝怎样长高

我一直有个愿望，想在有生之年尝试成为带孩子的专职保姆，体验不同的生活经历，也想验证我的身高管理理念的实践结果。若效果不错，或许可以让更多的孩子受益。我朋友孙子的出生，让我的愿望得以实现。

1.设定期望身高

每个家庭对孩子都有一份期盼，我总结为生长和发育的希望。生长是体格生长，且主要是身高的生长，以未来成年身高水平为最终目标。我管理的这个婴儿的遗传身高为172厘米，家长希望孩子未来的成年身高能达到180厘米。当婴儿家人不按我的指导育儿时，我便警告，如不按我说的做，则将来孩子的身高可能只有170厘米。如此一来，大家对以身高为导向的早期发展促进有了非常直观的认识，也愿意积极配合。

2.预防湿疹

早开奶和纯母乳喂养是预防新生宝宝发生湿疹的重要措施。我管理的这个孩子出生后1小时内开奶，母乳喂养顺利。产妇玄玄吃的是医院提供的月子餐，包括一天数次鲫鱼汤、猪蹄汤、甲鱼汤、乌鸡汤等高汤，外加鸡蛋和奶等高蛋白食物。孩子出生后第二天夜间我接到电话，玄玄说她极度乳胀，疼痛无比，体温略微偏高。虽然让婴儿频繁吸吮，但是似乎吸吮无力，孩子饿得持续哭闹，问我该如何处理。

当时，我无法赶到病房，无奈之下，只好让孩子喝我事先准备好的有过敏预防功效的适度水解蛋白配方粉，并嘱咐每次喂配方粉前先吸吮母乳。

第三天上午，玄玄带孩子出院，我开始正式上任月嫂岗位。当时产妇明显乳胀，硬如石头，触之疼痛。我采取的措施是：

●停食任何滋补汤食，以小米粥为主食。

●用电动吸奶器频繁吸奶，用储奶袋将奶存于冷冻室。

●让婴儿频繁吸吮，只要孩子想吃就喂。

●保障有效吸吮，让婴儿和母亲胸贴胸、腹贴腹，当婴儿嘴张大时喂哺，确保含接正确。

如果产妇喂奶时感觉乳头疼痛，一定是婴儿含接不对，只含到乳头，没有含到大部分乳晕，最好拔出乳头重新喂哺。有效喂哺时，母亲应该感觉舒适、能听到婴儿吞咽的声音、有下奶的感觉。产后数天，我鼓励玄玄频繁喂哺婴儿，以利于婴儿尽早排出胎便，减轻黄疸。

通过母婴的不断磨合，哺乳过程越来越顺利。自玄玄出院后，再未给婴儿喂过配方粉，一直采用纯母乳喂养。孩子后来一直未发生湿疹，可能与出生后早开奶有关。也可能与在无法纯母乳喂养时，没有添加普通的整蛋白婴儿配方粉，而是添加预防过敏的适度水解蛋白配方粉有关。

3.前奶和后奶的巧妙利用

玄玄在分娩后的前2周，母乳的量还比较少，孩子每次吸吮时，前奶后奶都能吃到。2周后，我开始指导玄玄每次让孩子吃一侧奶几分钟，然后换另一侧奶再吃，让宝宝能多吃一些富含蛋白质的前奶。后来，玄玄的奶很足，我指导她把孩子没有吃完的奶挤出来冻起来，等以后休完产假上班时，再给孩子吃。

4.补充营养素

婴儿生后第3天开始，按照产科医生的嘱咐，给孩子每天服用1粒绿色的伊可新，含1500国际单位维生素A、500国际单位维生素D。2周后，我让玄玄改成粉色的伊可新，含2000国际单位维生素A、700国际单位维生素D。

玄玄问为何要加量，我答："因为你想让孩子长180厘米啊。长高就像盖楼，我帮你多招一些工人，把楼盖得更高一些。"

"那还需要增加建筑材料吗？"玄玄听过我的身高促进培训课，活学活用，张口就来。

"你说钙啊，先不用补。你的奶挺好的，先增加维生素D，让奶里的钙得到充分吸收。"我解释道。

5.多睡才能长得高

自孩子出院后，我指导玄玄白天把婴儿放在客厅电视机旁有地暖的地板上俯卧位睡觉，这样做的好处是：

● 平时产妇在客厅活动，婴儿在成年人的视线范围内，能够随时发现婴儿的情况。

●在电视和成年人的声音中睡觉，且在窗户旁边，光线较强，降低婴儿对睡眠时的环境要求，锻炼孩子在任何环境下都很容易入睡。

●俯卧位睡觉时，婴儿娇嫩的胸腹部被保护，不容易着凉，只要盖很薄的被子即可，孩子睡得比较安稳。

●新生儿一般会有无意识的肢体动作，有时候孩子会被自己手脚的动作惊醒。俯卧位睡觉时，四肢动作受限，不容易惊醒。

●俯卧位睡觉时，一旦孩子醒来，会被动地抬头，对孩子颈部肌肉力量的加强是一种很好的训练，有助于抬头。

孩子出生2周时，身长增长2厘米，我根据标准评价，是50分的平均水平，而家长期望的是90分的身高。除了吃，我还得在睡眠上想办法才行。

前2周是按照世界卫生组织的母乳喂养指南来喂养的孩子，不管白天晚上，孩子想吃就给他吃，白天1~2小时喂1次，夜间2~3小时喂1次。2周后，我看孩子黄疸消退了，脐带也脱落了，应该开始落实身高促进的措施了。

首先，我告诉玄玄，延长喂奶间隔，白天不到2个半小时不要喂，夜里11点到凌晨1点之间不要喂奶。

玄玄疑惑地望着我："那他哭怎么办？"

"哄呗！"我轻飘飘地回答。

"一哭就喂，那是最懒惰的喂养方法。你要学会观察孩子哭声的不同含义，也许是尿布湿了，也许只是想让你抱抱他，不一定是饿了。"

6.乳母饮食和营养

乳母最容易发生的营养问题是铁缺乏和钙流失。玄玄孕期增重20千克，产后减重的难度较大。而一般人的概念，乳母应该增加膳食摄入和加强营养以便促进乳汁分泌。

为了解决这一矛盾，我首先指导玄玄每天补充60毫克铁剂、500毫克钙剂、2000国际单位维生素D、6000国际单位维生素A，这样一方面保障乳母的营养素需求，另一方面也保障乳汁中的营养素含量。

在此基础上，我指导玄玄，每天喝奶750毫升、吃1个鸡蛋，饿的时候喝一小碗较稀的加了红糖和红枣的小米粥，取其活血、促进恶露排出的功效。此外，一日三餐跟着家人一起就餐时，多吃些蔬菜促进肠蠕动、预防便秘，再根据自己的喜好吃一点儿水果。不饿就不吃。每天早晨称量体重，保证体重每天都有所下降（0.5千克以内）。如果体重没有下降，当天一定要比前一天吃得更少。

孕期体内积聚的脂肪是为产后哺乳准备的，哺乳期多进食液体或者多喝水就可以了。一般情况下，可以不用额外进食较多的能量性食物。若想产后体重下降，必须减少进食。这是硬道理。

玄玄在我的饮食和营养指导下，体重缓慢降低。至孩子满月时，她减重8千克。整个月子期间，家里没有给玄玄单独做过一顿月子餐。她按照自己的饮食喜好和饥饿程度随意进食，比其他家庭成员吃得少，没有出现便秘的情况。大家也都轻松无比。

我的好朋友、协和医院新生儿科专家王医生曾经提醒我，乳母需要摄入一定量的蛋白质类食物，以保证乳汁中有足够的营养。我觉得，婴儿体重和身长的增长应该可以反映乳母乳汁的质和量。我每周测量孩子的体重和身长，通过生长速度可以间接说明乳母乳汁的质量。若乳汁质量差，孩子的体格生长势必会受到不利影响；若孩子生长速度良好，应该可以反映乳母质量不错，也就是我经常倡导的结果指导过程。

7.身高促进见分晓

我管理的这个新生婴儿出生体重3100克，身长50厘米。出生后未出现生理性体重下降，出生后1周体重开始增长，满月增重1400克（800克以上为正常），满月身长增长6厘米（4厘米为平均水平）。我对玄玄说，我在新生儿阶段，就让她的孩子比平均身高多长了2厘米，将来要是身高在平均值以下，就是她们后续没有尽到责任啦。

孩子越小，干预的效果越好

随着社区卫生服务中心接受过系统的身高促进培训的儿童保健医生越来越多，婴幼儿能够获得身高保健服务的也越来越多。其实，孩子越小，干预的效果越好。

1.9个月的嫣然

嫣然9个月了，被妈妈带到社区卫生服务中心接受常规体检。接诊的王医生接受过系统的身高促进培训，便按照身高促进的流程为小嫣然提供身高保健服务。

嫣然是个小女孩，出生时身长49厘米，体重3千克。嫣然妈妈希望小嫣然将来的身高达到165厘米。嫣然的妈妈身高156厘米、爸爸身高170厘米。

嫣然妈妈当天早晨在家里给嫣然测量的身长是70厘米、体重7千克。王医生在诊室给嫣然测量的身长是69.8厘米，体重是7.1千克。

考虑到家庭测量和社区卫生服务中心测量的结果基本一致，王医生在表扬和鼓励嫣然妈妈的同时，以在家里测量的身长和体重为准记录嫣然的测量结果。

嫣然的喂养情况从6个月开始添加米粉和水果泥，7个月开始添加蛋黄。每次吃完蛋黄，嫣然都会拉肚子，脸上也会长湿疹。

嫣然妈妈认为鸡蛋有营养，每次嫣然脸上的湿疹好了之后，嫣然妈妈又尝试给嫣然喂鸡蛋，嫣然又开始拉肚子和长湿疹。嫣然妈妈希望不断地尝试鸡蛋能让嫣然对鸡蛋脱敏和适应。

嫣然从8个月开始吃肉。嫣然妈妈听说鱼肉比较容易消化，经常给嫣然吃鱼肉粥。每周也会给嫣然吃1~2次牛肉，每次只有一点点，大约5~10克。嫣然仍然在吃妈妈的母乳，嫣然妈妈感觉自己的奶水不太多，上班一整天，奶都不太胀。

按照嫣然出生时医生的嘱咐，嫣然妈妈每天给嫣然吃含1500国际单位维生素A和500国际单位维生素D的绿葫芦形状的维生素AD胶囊制剂。时值盛夏，嫣然妈妈带嫣然去户外晒太阳的时候，就没有吃维生素AD。此外，嫣然妈妈没有给嫣然吃任何钙剂。

嫣然睡眠很好，晚上可以睡整觉，活泼好动。

王医生给嫣然开了血常规检查，结果显示，血红蛋白110 克/升，平均红细胞体积75飞升。

了解了嫣然的一般情况后，王医生便拿出我国《0~18岁儿童青少年身高、体重百分位数值表》，根据期望身高给孩子进行个性化评价。

期望身高165厘米，是75分的水平。嫣然当前的身高是25~50分的水平，对应的成年身高在157~160厘米，和期望身高相差5~8厘米，身高促进难度较大。

根据父母身高，嫣然的遗传身高为159厘米，是25～50分的水平，嫣然当前的身高水平和遗传身高水平一致，说明环境因素对嫣然的身高没有起促进作用。

嫣然6~9月龄期间，身长增长3.8厘米，比平均速度少0.5厘米；体重增加0.8千克，比平均速度少0.1千克，身高和体重都在正常生长，体重增长的速度和身高一样。

嫣然的体重在25~50分的水平，和身高的水平一致，属于匀称的体形，说明体重没有为身高助力。

嫣然的血红蛋白刚刚达到正常范围的最低值，平均红细胞体积低于

80飞升的正常范围最低水平，说明铁营养欠佳。

根据对嫣然的个性化评价，王医生为嫣然进行了个性化身高促进指导，主要采用了①号方案和③号方案。

监测身高和体重。每月在嫣然生日的5号，给嫣然测量身长和体重。按照我国《0~18岁儿童青少年身高、体重百分位数值表》，9~12月龄期间，平均每月身长增长1厘米，体重平均增长0.2千克。要努力使身长增长达到平均生长速度，控制体重增长不超过平均增长速度。

饮食调整。每天补充300毫升婴儿配方粉；停止尝试喂鸡蛋；每天吃肉20~30克，以牛、羊、猪肉为主；每天吃蔬菜50克左右；主食量30~40克，根据孩子体重增长情况调整喂养量；水果少量即可。

睡眠和运动。继续保持当前睡眠习惯。少抱孩子，让孩子多爬动，增加她的运动量。

营养素补充。无论是否晒太阳，每天补充含700国际单位维生素D和2000国际单位维生素A的粉色葫芦状维生素AD胶囊剂；每天补充颗粒剂型的钙剂150毫克。

嫣然妈妈带着王医生开的营养素和嫣然回家了。嫣然妈妈对孩子长高有很强的愿望，对王医生的嘱咐执行力很强。到孩子满1岁的时候，嫣然妈妈又带着嫣然去见王医生了。

嫣然妈妈把每月给孩子做的身高、体重测量记录拿给王医生看，3个月期间，嫣然的身长增长了4厘米，比平均速度多长了1厘米；体重增长了0.5千克，比平均速度少长了0.1千克。

嫣然妈妈开始有点儿担忧，觉得孩子体重长少了。

王医生解释道："长身高和长体重都需要营养，孩子的胃容量只有自己的拳头大小。首先要保障孩子长身高需要的肉和奶，剩下的胃容量来装长体重的主食的量可能会少一些，体重就会相应长得少一些。你觉得孩子长身高和长体重哪个更重要呢？"

嫣然妈妈一听，释然了："当然是身高更重要啦！"

王医生又让嫣然妈妈带孩子去复查了血常规，血红蛋白上升到119克/升，平均红细胞体积上升到85飞升。看到孩子铁营养状况得到改善，嫣然妈妈很有成就感。

王医生接着指导嫣然妈妈后续的儿童保健内容。让孩子开始吃家常食物，但是要尽量清淡少盐；尽量让孩子自己吃饭，逐渐养成定时、定点、定量的饮食习惯；继续保障睡眠；孩子运动能力增强了，更要加强运动，让孩子多走、多蹦、多跳。

嫣然妈妈在促进孩子身高生长的家庭养育方面，也渐入佳境，越来越有心得。因为孩子对蛋过敏，嫣然妈妈每天首先保证给孩子吃50~70克肉和喝500~750毫升奶，每个月定时给孩子测量身高和体重，根据孩子体重增长的情况来调整主食和水果的进食量。每天给孩子补充维生素AD和300毫克钙。睡觉和运动也毫不放松。

我听说嫣然2岁时，身高长到88厘米，达到了50分的水平；体重12

千克，25~50分的水平，长成了一个苗条的小姑娘，在朝着50~75分水平的期望身高逐渐迈进。

嫣然不仅身高的水平逐渐提高，运动能力也非常强，睡眠习惯非常好，让嫣然妈妈感觉带孩子越来越轻松。

2.2岁的柔柔

还有个2岁的小姑娘叫柔柔，她长得胖乎乎的。奶奶带她出去玩，经常被人误以为是个3岁的孩子。当得知孩子只有2岁，很多人都说柔柔将来能长大个儿。

柔柔妈妈期望孩子将来的身高长到165厘米就可以了，不希望孩子长得太高。带孩子去附近的区妇幼保健院儿童保健科做体检时，柔柔妈妈表达了她对孩子身高的心愿。

柔柔足月出生，出生时身长50厘米，体重3.9千克。柔柔的遗传身高164.5厘米，现在的身高是93厘米，体重15千克。儿童保健科的武医生接受过身高促进的培训，按照身高促进的门诊流程给柔柔做保健。

柔柔妈妈对孩子的期望身高是165厘米，75分的水平。柔柔现在的身高接近97分，对应的成年身高将近170厘米，超过了期望身高5厘米。

柔柔的遗传身高是75分的水平，现在的身高超出遗传身高2个档次，可能会有早长的风险。

柔柔的体重超过了97分的水平，比身高的水平高，是个粗壮的体形，也是容易早长的体形。

武医生一看这种情况，就和柔柔妈妈沟通，建议给柔柔拍个手骨片，看看骨龄是几岁。

柔柔妈妈之前在妇幼保健院的家长课堂听过身高促进的课，了解到孩子拍个手骨片的射线剂量很小，只有拍一张胸片的千分之一的射线剂量。她对孩子拍片倒是没有什么顾虑，只是担心2岁的柔柔在拍片子的时候能不能按放射科医生的要求把手放好。

武医生告诉柔柔妈妈，不用担心这个问题。她们给年龄小的孩子做了一个薄薄的木板制作的手模，只需要孩子将手放在模具上，模具上另有一个软皮带固定孩子的手指。这样可以让年龄小的孩子也能拍出标准的手骨片。

柔柔妈妈带孩子去放射科，果然如武医生所说，顺利给孩子拍了手骨片。

武医生拿到柔柔的片子一看，已经有3个大大的腕骨，掌骨和指骨也出现了多个骨骺，骨龄已经3岁了。

武医生根据柔柔3岁的骨龄和93厘米的身高，在骨龄身高曲线图上描点评价，发现柔柔骨龄的身高只有10分的水平，这一水平对应的成年身高只有150厘米左右，和期望身高相差15厘米，身高促进的难度极大。

柔柔妈妈一听这样的结果，如五雷轰顶一般，欲哭无泪地问："为什么会这样呢？大家都说我家孩子将来长得高呢，我还担心她会长得太高。"

武医生忙安慰柔柔妈妈："先别着急，孩子现在还小，还有的是机会来促进身高，我们先来分析一下原因。"

武医生拿着柔柔的手骨片，详细地在纸上边写边对柔柔妈妈解释："柔柔出生2年，身高长了43厘米。简单平均一下，1年长了21.5厘米。按照我们国家儿童身高体重的标准，出生后2年，女孩的平均身高增长是37.5厘米，也简单平均一下，1年长18.75厘米。相比之下，你女儿1年比平均身高标准多长了2.75厘米。"

"对呀，那为什么说她将来长不高呢？"

"那只是表面现象啊。"武医生接着说。

"我们参照的标准有一个假设，那就是孩子长1年时间，只长1岁骨龄，骨龄和年龄是完全一样的。刚才我们参照的我国体格生长标准，1年时间长18.75厘米身高，用了1岁的骨龄，也就是1岁的骨龄长了18.75厘米的身高。你的孩子出生后长了43厘米，用掉了3岁的骨龄，相当于1岁的骨龄只长了14厘米的身高（43/3≈14），也就是1岁骨龄比标准少长了4.75（18.75−14=4.75）厘米的身高。如果不采取干预措施，你的孩子继续这样长下去，很可能发展为性早熟。"

"为什么会发生这样的情况呢？"柔柔妈妈急切地问。

"主要是体重长多了。柔柔出生的时候体重就比身长的水平要高，属于粗壮的体形。按照我们国家儿童体格生长标准，孩子从出生到2岁，体重平均增长8.7千克。你家柔柔出生2年，体重增长了11.7千克，比平均值多长了2.8千克，仍然是粗壮的体形。一般情况下，粗壮体形或者体重增长速度超过平均值，都有骨龄早长的可能呢。"

"那我该怎么办呢？"柔柔妈妈焦急地问。

"从两方面想办法。首先要保证孩子适宜的身高生长速度，从2岁到2岁半，按照我国的标准，女孩的平均身高增长值是5厘米，每个月平均0.9厘米。所以，每隔30天要给孩子测量一次身高，每次在早晨起床后测量，努力达到平均身高生长速度。

"身高生长速度的促进，可以从营养、运动、睡眠几个方面综合干预。每天给孩子吃50克肉、1个鸡蛋，喝500毫升奶；每天补充维生素AD，吃1粒含2000国际单位维生素A、700国际单位维生素D；每天补充300毫克钙剂。你家柔柔睡眠很好，继续保持。运动方面要加强，平时少抱孩子，让孩子多走多动，多带孩子去户外活动。"

"那还有一方面是做什么呢？"

"另一方面就是延缓骨龄。"

"我家柔柔还这么小，怎样做才能让骨龄长得慢一点儿呢？"

武医生耐心地接着对柔柔妈妈解释道："首先要控制体重。"

"啊？减肥？这么小的孩子怎么减肥？"

"不是减肥，是控制体重。柔柔现在2岁，未来半年，按照我们国家的标准，这段时间平均体重增长值是1.2千克，平均到每个月就是0.2千克。你每周给孩子称体重，每2周只有0.1千克的体重指标。如果体重超过了平均增长值，在原有基础上，主要减少一些水果和主食的进食量。"

"如果体重的增长值在平均值以内呢？"

"那就维持之前的进食量，总之，根据体重的增长值来调整水果和主食的进食量。"

"还有其他的方法吗？"

"另一方面，要减少豆制品、水产品、甜食的进食量，鸡鸭等禽类也要适当少吃。"

"那我家柔柔能吃什么肉呢？"

"以吃牛、羊、猪等畜肉为主吧。"

"好的，我知道了。听你这么一说，好像做起来也不是很难。关键是我要回去做柔柔奶奶的工作，老太太喜欢让柔柔多吃，一直标榜孩子长得又高又壮是她的功劳，小区里其他的老人都羡慕她把孩子养得好呢。"

柔柔妈妈带着柔柔回到家里，首先召开家庭会议。柔柔妈妈把武医生给柔柔做的检测、评价和指导意见详细地告诉了家人。统一思想后，全家人分工落实柔柔的身高促进干预内容。

柔柔妈妈负责每晚安排孩子尽早睡觉，每周末给孩子测量体重、每月末给孩子测量身高，做好记录并向全家通报；爷爷负责采购食品和带柔柔每天进行户外活动；奶奶负责做饭、管理柔柔的饮食、给柔柔每天补充维生素AD和钙剂；爸爸每周末带柔柔去户外或者公园玩耍。

与此同时，武医生用一款营养管理软件管理柔柔的身高、体重和其他营养状况，柔柔妈妈每月通过手机把柔柔的身高和体重测量数据上传到管理系统中，会得出柔柔每月身高、体重生长速度的评价。

半年后，柔柔的身高增长了5.4厘米，比平均速度多长了0.4厘米；体重增长了1千克，比平均速度少长了0.2千克，皆大欢喜。柔柔妈妈号召全家人团结一致，继续努力。

1年后，柔柔妈妈又带着柔柔去找武医生。柔柔该上幼儿园了，要做入托前的体检。

武医生给柔柔做了常规的体检、拍了手骨片、做了血常规、骨密度，也做了发育评估，柔柔的身高长到101厘米，体重长到16.5千克，这一年柔柔的身高长了9.4厘米，比平均速度多1厘米，体重长了1.5千克，比平均速度少0.8千克，骨龄长了0.7岁，骨龄的身高增长速度达到12厘米，远远高于标准的平均增长速度8厘米。骨龄的身高增长水平也从10分上升到10~25分，虽然离75~90分的期望身高水平还有差距，但是全家人看到了进步都有信心，未来也知道该怎样努力。

这一年，为了让柔柔长得更高，全家一起努力，让柔柔养成了更好的睡眠习惯，运动能力不断增强，每天都愿意去户外活动，家长和孩子之间的亲子互动也更多。

孩子奶奶艰难地改变了劝柔柔多吃的习惯，不但掌握了一旦柔柔体重长多了马上减少孩子水果和主食的进食量的办法，还学会了根据身高、体重的生长速度结果来指导孩子的进食品种和进食量。

这次体检，柔柔的骨密度达到远远高于平均水平的状态；血红蛋白13.5克/升、平均红细胞体积92飞升，铁营养为良好状态；发育评估，各个能区都在3岁半的水平以上，综合IQ为114（90~110为正常范围）。以身高促进为导向，柔柔的健康水平得到全面的提高，家人也提高了养育孩子的健康知识和技能。

幼儿园孩子的身高促进

自从在全国范围内做身高促进培训，我也时常听到各地儿童保健医生分享他们的成果。其中，幼儿园的孩子是大家做身高促进最多的人群。幼儿园的孩子年龄小，如果家长依从性强，做身高促进更容易出成果。

1.3岁半的朵儿

朵儿3岁半，是幼儿园小班的女孩。妈妈希望朵儿将来能长到164厘米的身高，朵儿的遗传身高是157厘米，她现在的身高是95厘米，体重14千克。从3岁到3岁半，朵儿的身高增长了3厘米，体重增长了2千克。

朵儿每天在幼儿园吃三餐两点，回家再和家人一起吃晚饭。家里人都觉得朵儿长得又瘦又小，总是鼓励孩子多吃。朵儿喜欢吃肉，每天在家吃肉约100克，吃1个蛋，喝200毫升酸奶。

妈妈看了电视上补钙的广告，认为孩子需要补钙，每周给朵儿吃

2~3次钙片，每次100毫克。之前给孩子常规体检的儿童保健医生告诉朵儿妈妈，孩子3岁以后，不会得佝偻病了，不需要补充维生素AD了，朵儿妈妈照办。

朵儿平时吃主食量较多，喜欢吃甜食。妈妈办了家里附近面包店的购物卡，经常带着朵儿光顾，每次都不会空手而归。

朵儿夜间10点前入睡，早晨7点起床，不过12点左右经常起夜。不是自己被尿憋醒，就是被妈妈唤醒去厕所。朵儿平时从幼儿园回来户外活动不多，周末有时外出活动。朵儿性格很好，每天都乐呵呵的，逗人喜爱。

下面是负责朵儿身高促进的儿童保健科刘医生根据期望身高、按照我国《0~18岁儿童青少年身高、体重百分位数值表》，给朵儿做的个性化评价内容：

● 朵儿出生时身长46厘米，在中下水平，第5百分位数。至1岁时，身长增长27.5厘米，比正常第一年的平均增长速度（25.3厘米）要快，1岁时身长达到第40百分位数，接近中等水平。

● 1岁到2岁，朵儿身高生长速度较慢，1年时间身高增长了9.5厘米，低于这个年龄段身高增长的平均水平（12.2厘米），2岁时身高降至20分的水平。

● 2岁到3岁，身高增长9.5厘米，高于这段时间身高增长的平均水平（8.4厘米）。仔细分析发现，这段时间身高增长比较好主要是因为2岁到2岁半这段时间的生长速度较快。2岁半时，身高上升到40分的水平。

不过，2岁半到3岁这段时间，身高仅仅增长2.3厘米，增长速度下降，以至于3岁时，身高水平降低到20分的水平。

●3岁过后的半年，朵儿的身高生长速度低于3.6厘米的平均水平，体重增长速度高于1千克的平均水平。

根据朵儿父母身高计算的遗传身高为157厘米，属于25分的水平，也就是孩子从遗传的角度，可以长到157厘米。家长对孩子的期望身高是164厘米，这个身高属于75分的中上水平。如果想达到这个目标，每一段时间的身高增长值，都应该达到平均水平以上的中上水平才行。

朵儿目前的身高，大约位于10分的水平。也就是说，连遗传身高的水平都没有达到。身高生长受遗传和环境两方面的影响，遗传大约发挥30%左右的作用，其余是环境因素的作用。从孩子目前的身高水平看，环境因素对孩子身高生长起了阻碍的作用。10分水平的身高对应的成年身高是153厘米，当前身高和期望身高差距11厘米，身高促进难度很大。

朵儿当前体重25分，高于身高水平，属于粗壮体形，是容易早长的体形。

刘医生建议朵儿拍个手骨片，评价一下骨龄。骨龄的百分位数对应的成年身高，和年龄的百分位数对应的成年身高有差异，主要是因为男童至骨龄16岁时基本达到成年的骨龄和身高，女童至骨龄14岁时基本达到成年的骨龄和身高。因此相同百分位数水平下，骨龄对应的成年身高要低于年龄对应的成年身高。详见表10-1。

表10-1 各百分位数成年身高水平（厘米）

百分位数		3	10	25	50	75	90	97
男童	年龄18岁	161.3	164.9	168.6	172.7	176.7	180.4	183.9
成年时	骨龄16岁	160.1	164.1	167.9	171.9	175.9	179.4	182.8
女童	年龄18岁	150.4	153.7	157.0	160.6	164.2	167.5	170.7
成年时	骨龄14岁	146.3	150.5	154.3	158.3	162.1	165.3	168.4

片子拍出来了，刘医生细心评价后，发现朵儿的骨龄已经4岁了。按照4岁的骨龄、95厘米的身高，刘医生在骨龄身高曲线图上描点，朵儿的骨龄身高水平是3~10分，对应的成年身高只有148厘米左右，和期望身高差距16厘米，实现期望身高难度极大。

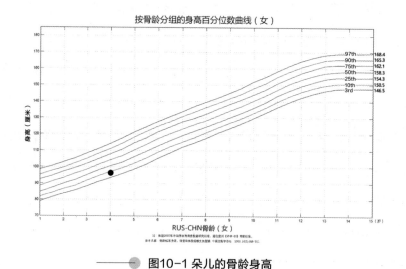

图10-1 朵儿的骨龄身高

　　朵儿妈妈一听女儿将来这么矮，真有点儿傻眼啦，对着刘医生半天说不出话来。

　　刘医生连忙安慰道："先别着急，孩子年龄还小，还有机会的。我先制订一个身高促进的方案，你们全家总动员，努力去做。做得好，朵儿还是有希望长高的。

　　"如果想达到将来164厘米的身高，从现在开始，朵儿每年身高的增长值要达到6~7厘米，每个月的身高增长值至少要达到0.6厘米，每两个月身高增长值要达到1.2厘米，每个季度身高增长值要达到1.8厘米。因此，从现在开始，在家里找一面墙，每个月都在同一个地方测量身高，都在晨起测量，都由同一个人测量，把测量值告诉我，我会根据孩子身高增长的情况，指导下个月朵儿的生活环境干预内容。"

　　下面是刘医生为朵儿制订的第一次身高促进干预方案：

　　●保证每天50克肉、1个蛋、500毫升奶。尽量喝淡奶，酸奶糖分较高，最好不要喝。

　　●每天补充绿色伊可新2粒，含3000国际单位维生素A、1000国际单位维生素D；每天补充1片迪巧钙咀嚼片，含300毫克元素钙。

　　●主食量每天100克以内即可，不鼓励多吃主食。少喝或不喝甜饮料，少吃各类糖类食物，包括较甜的水果、甜点心、糖果等。少吃豆制品，少吃生长期短的肉食，如虾、鳝、鱼、禽类等。肉食以猪肉、牛肉、羊肉为主。每天的饮食优先顺序是：奶、肉、蛋、蔬菜、主食、水果。

●每天除幼儿园活动外，增加户外活动1小时，不要求运动量。

●晚上睡前2小时不要吃任何食物。夜间可以穿纸尿裤，不要唤醒孩子起夜。

此后不久，朵儿妈妈因为工作关系，调到了别的城市工作。但是她和刘医生的联系没有断，通过邮件，朵儿妈妈不断把朵儿的情况告诉刘医生。下面是刘医生根据朵儿的监测数据给朵儿妈妈进行相应指导的部分内容。

4个月期间，朵儿身高从95厘米长到100厘米，增长5厘米；体重从14千克长到15.4千克，增加1.4千克。这个年龄段的正常平均生长速度是，身高半年增长4厘米，体重半年增长1千克。朵儿4个月期间，身高增长了5厘米，超过了这个年龄段的生长速度，和春夏季节生长旺盛有关，也是良好干预效果的体现。这4个月体重增长稍快，超过了这个年龄段的平均生长速度。体重过度增长，容易导致骨龄提前，应加以控制。自5月1日至7月4日，体重基本维持不变，很好。未来的干预措施如下：

●每天50克肉、1个蛋、500毫升奶，先保证把这些食物吃完，其次吃蔬菜，再次吃主食。除了肉、蛋、奶，其他食物不勉强孩子吃。

●伊可新和迪巧钙片按照以前的剂量补充。

●天气炎热的话，以室内运动为主，可以采取蹦、跳等运动。早晚稍微凉快一点儿的时候可以出去活动一下，不要求运动量。

●晚上一定保障在9点半之前上床睡觉，夜间尽量不起夜，睡到自然醒来。

●下次8月初给孩子准确测量身高体重，告知测量值，再指导下一次的干预方案。

半年后复诊指导意见。

最近半年，朵儿的体重长了3千克，高于1千克的平均水平。像这样的生长速度，通常容易导致骨龄加速增长。如果方便，带孩子去医院拍个手骨片。

要想促进身高生长，未来需要严格控制体重。朵儿现在的体重，对应119厘米的身高才比较合适。最好每天监测体重，如果体重持续增长，需要减少主食和水果的食用量。

每天补充1000国际单位维生素D，用伊可新就可以。蛋白质类食物，每天50克肉、1个蛋、500毫升奶足够。现在朵儿吃的钙粉太甜，最好换成不含蔗糖的迪巧钙咀嚼片剂。

第二次复诊指导意见。

根据这次朵儿身高102.3厘米、体重16千克来分析，自上次测量以来，1个半月的时间，身高增长0.8厘米，体重增长0.5千克。身高增长的速度属于平均水平。一般而言，要想不让骨龄长得太快，身高每增长1厘米，体重增加控制在0.2~0.3千克。从这个速度看，朵儿体重增长速度快于身高。

要注重钙和维生素AD的补充。每天补充1000国际单位的维生素D和3000国际单位的维生素A，可以继续用伊可新胶囊剂。朵儿最近测定的骨密度在平均水平，钙剂的补充可以根据饮食而定，如果当天没有吃够肉、蛋、奶的量，就吃1片300毫克的咀嚼钙片。喝奶少的一天，补充钙剂。其他干预按照上次指导的继续做即可，1个月之后告诉我朵儿身高和体重的测量值。

每天尽量让朵儿喝500毫升奶。早上去幼儿园之前，喝250毫升，晚上回来，喝250毫升。

每月在朵儿生日的日子（6日）或者前后1~2天测量一次身高和体重，测量身高时松开发辫，脱鞋。测量体重时穿单衣。

有可能的话，去医院测量一下血红蛋白和骨密度，把测量值告诉我。

第三次复诊指导意见。

给朵儿做身高促进至今已经两年了。

去医院给朵儿拍个左手的X光正位片，要包括全部的手指尖和腕关节。然后把片子用相机拍摄后传过来，看看孩子的骨龄状态。

下次要告知朵儿除了幼儿园饮食之外的肉、蛋、奶进食的情况，以及补充钙、维生素AD的情况。

朵儿上小学了，开始有功课负担了，睡眠、运动不如上幼儿园的时候好控制，这是可以理解的。能做的尽量做到最好吧，不要在孩子身高的事情上留遗憾。

第四次复诊指导意见。

你们在控制朵儿体重方面做得非常好，很不容易，继续保持。朵儿现在已经是苗条体形的孩子了，这是有利于身高生长的体形，千万不要觉得孩子瘦了而鼓励孩子多吃。

近期带朵儿去拍个手骨片吧，然后拍照片传过来。

表10-2是自从身高干预后朵儿的身高、体重及骨龄的变化情况：

表10-2 朵儿体格生长监测结果

年龄 （岁）	身高 （厘米）	身高 （百分位）	体重 （千克）	体重 （百分位）	骨龄 （岁）	骨龄身高 （百分位）	对应的成年 身高
3.5	95.1	10	15.2	50	4	3~10	146~150
4.5	104.5	25	15.5	25	4.7	25~50	150~154
5.5	111.3	25	18.3	25	5.5	25~50	154~158
6.5	120.1	50	20.1	25	6.2	50~75	158~162

从上面的情况看，朵儿的身高水平逐渐接近期望身高了。未来要想实现164厘米的成年身高，还有漫长的路要走，由于有课业负担，身高促进的路也会越走越艰难。

经过3年的实践，朵儿妈妈和家人基本掌握了身高促进的方法，也在努力落实各项措施，把能做的做好。

2.6岁的小非

小非是个6岁的男孩，期望身高178厘米，遗传身高172厘米。当前身高110厘米，体重20千克，5岁到6岁之间身高增长5厘米，体重增长3千克。

小非每天能吃50克肉、1个蛋，喝400毫升奶。食欲良好。未补充维生素D和其他营养素。每天10点半上床，11点半左右入睡。周末参加户外运动，平时从幼儿园回家后，一般没有参加户外活动。在家经常看电视和玩电脑游戏。

对小非的个性化身高评价如下：

●小非当前身高位于第25百分位数，该百分位数对应的成年身高为168厘米。

●遗传身高位于第50百分位数，儿童当前身高水平低于遗传身高，表明成长环境对于孩子的身高生长起了阻碍作用。

●5岁到6岁之间身高增长5.5厘米，属于5~7厘米正常范围生长速度的平均水平以下，低于期望身高的速度。体重增长速度超过了1~2千克的正常范围，体重增长速度较快，高于身高的生长速度。

●小非当前体重也是25分的水平，和身高的生长水平一致，属于匀称的体形。

●当前骨龄为6岁，和年龄一致，发育类型属正常发育。骨龄所对应的身高水平也是25分，对应的成年身高为168厘米。和期望身高差距10厘米，身高促进的难度很大。

对小非的成长环境评价如下：

●肉、蛋、奶等蛋白质类食物的食入量基本能满足生长发育的需要。

●没有补充促进身高生长的维生素和矿物质。

●入睡时间太晚，影响生长激素的分泌。

●运动量不足。

医生为小非制订的身高促进干预方案如下：

●生长监测。每月29日（生日）或前后晨起准确测量小非的身高和体重，精确到小数点后一位。小非的这个年龄段，每年身高正常增长5~7厘米、体重增长1~2千克。要努力促使身高生长速度超过平均水平，即每月增长0.5厘米以上；控制体重增长不超过平均水平，即每月体重增长不超过0.1千克。每年体重增长最好控制在1千克左右，保持体重的生长速度低于身高的生长速度。

●饮食。每天保证50克肉、1个蛋、500毫升奶，不需要多吃。每周称体重，若发现体重增加了，减少水果和主食的摄入量。

为了延缓骨龄的生长速度，适当少吃豆制品。适当少吃水产品、禽类。不吃任何含性激素的保健品。

●营养素补充。每天补充700国际单位的维生素D、2000国际单位的维生素A，每天1粒原先用过的粉色伊可新即可。每天补充钙片300毫克，可以选择1片不含蔗糖的迪巧钙咀嚼片。若当天肉、蛋、奶摄入少，添加2~3勺乳清蛋白粉。

●睡眠调整。每天晚上9点半之前上床、10点之前入睡。从现在开始，每天提前5分钟上床，持续2~3天，再提前5分钟上床，循序渐进。当小非能够做到时，家长要及时表扬和鼓励。家长营造有利于睡眠的氛围，树立榜样的作用。

●运动。每天做30~40分钟活动下肢关节的运动，如跳绳、踢毽子、踢球、爬楼梯等。

3.5岁的小刚

小刚是个5岁男孩，身高103.5厘米，体重14.6千克。遗传身高172.5厘米，期望身高172厘米。4岁到5岁期间，小刚身高增长4厘米，体重增长1千克。食欲不佳，食量少，没有补充维生素AD和钙剂。睡眠很好，活泼好动。

医生对小刚的身高评价如下：

●当前身高10分，对应的成年身高164厘米，和期望身高差距8厘米，身高促进难度较大。

●遗传身高50分，当前身高低于遗传身高2个百分位数档次，需要排除疾病导致的身高水平低下。

●最近一年身高生长速度低于正常5~7厘米的最低水平。

●体重为3分的水平，低于身高的水平，属于苗条的体形。

下面是小刚的手骨片。

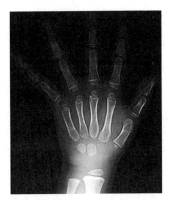

图10－2 小刚的手掌、手指的RUS骨龄4岁，腕骨的C骨龄2.5岁

医生对小刚的评价如下：

●小刚的骨龄落后年龄1岁，是晚长的类型。

●小刚的腕骨骨龄明显落后于年龄，也落后于掌骨和指骨的RUS骨龄，也许是甲状腺素不足导致的，也许是个体差异。

●小刚前一年身高生长的速度低于正常，当前的身高低于遗传身高2个百分位数档次，需要考虑是否有疾病的可能。

●小刚当前骨龄对应的身高为25~50分的水平，和期望身高差距2厘米左右。

●小刚有明显的饮食、营养素补充等方面阻碍身高生长的因素，可以先进行营养等环境干预。小刚年龄尚小，可以先用保健的方法进行干预，先观察3个月，若身高增长达到1.5厘米，可以继续当前的干预。若身高增长≤1厘米，最好转诊去内分泌科做甲状腺素检测等相关检查。

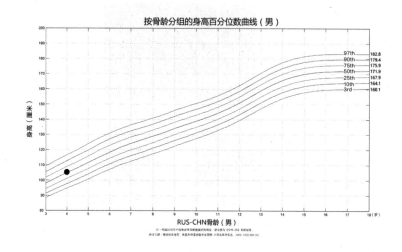

——● 图10-3 小刚的骨龄身高

医生对小刚的身高促进干预方案如下：

● 用①+③号方案干预

● 每月生日的日子测量身高和体重，并做好记录。

● 每天保证50克肉、1个蛋、500毫升奶。

● 每天补充700国际单位维生素D， 2000国际单位维生素A，300毫克钙片，4毫克锌颗粒剂。

● 每天晚上10点之前入睡。

● 每天放学回家后运动30~40分钟，跳绳、跑步、蹦跳、打球、爬楼梯都可以。

● 保证每天开心高兴情绪好。

3个月后，小刚的身高增长了1.2厘米，体重增长0.2千克，都接近平均增长速度。先不用转诊去内分泌专科，继续原来的保健干预方案。

小刚这个年龄的孩子，每天维生素D的最大耐受量可以到1200国际单位、维生素A的最大耐受量可以到3000国际单位。考虑到小刚的骨密度检测结果在平均值以下，医生建议把小刚的维生素AD补充量加到每天的最大耐受量。

维生素A、D都是脂溶性维生素，可以在体内蓄积，因此可以计算1周的总量，选择合适的剂型，分次服用。小刚1周需要补充的维生素D总量是8400国际单位、维生素A总量是21000国际单位，相当于10~11粒粉色的伊可新胶囊。可以采取每2天吃3粒的办法来补充，也就是每天吃1粒的基础上，隔天增加1粒。

又过了3个月，小刚的身高增长了1.5厘米，体重增长了0.3千克，都是平均水平的速度。医生认为可以继续这样的方案干预，小刚妈妈也同意。于是，妈妈继续每月给小刚监测身高和体重，定期把测量结果反馈给医生，医生根据结果来调整干预方案。

小学生要长高

小雨点上小学了。在她上小学之前，爸爸妈妈对小雨点的身高已经非常在意。

小雨点的遗传身高是155厘米，妈妈希望女儿将来的身高能长到160厘米。小雨点上幼儿园中班的时候，骨龄提前年龄1岁，骨龄的身高在3分的水平，对应的成年身高是146厘米。

经过1年的身高促进干预，到上小学的时候，在医生的帮助下，好不容易把小雨点的骨龄身高提高到了10分的水平。

当时医生给小雨点的生长发育评价如下：

●5岁至6岁，身高增长5.5厘米，体重增长2千克，BMI约为75百分位数，属于粗壮体形。

●当前年龄6岁，骨龄6.4岁，骨龄身高水平约10分，对应的成年身高是150厘米左右，和期望身高差距10厘米，身高促进的难度很大。

●过去1年时间，骨龄增长1岁，骨龄身高生长速度5.5厘米，比期望身高略低。

●体重增长速度快于身高增长速度，对延缓骨龄不利。

未来3个月的干预方案如下：

●每日摄入1个蛋、50克肉类、500毫升奶。

●每天补充2000国际单位维生素A、700国际单位维生素D、300毫克钙。

●每月体重增长值控制在0.1千克以下。每周监测体重，如果体重增长了，就减少水果和主食的进食量。

●每天晚上10点之前睡着。

●每天40分钟户外运动，每天晚上睡觉之前1小时做20分钟长高体操。

●不要打骂孩子，每天至少表扬孩子1次。

小雨点的爸爸做了《身高促进方案家庭执行表》，把每天该做的饮食、营养素补充、睡眠、运动、情绪等身高促进的内容做在执行表里面，哪一项做到了，就打个钩；哪一项没有做到，要说明原因。每天的执行表汇总成每周的表，每周的表汇总成每月的表。全家总动员，共同保障小雨点身高促进方案的有效执行。

下面是小雨点爸爸做的身高促进每天执行表的内容。

表10-3 小雨点的身高促进执行表

日期	肉50克	蛋1个	奶500毫升	伊可新1粒	迪巧钙1片	长高体操	跳绳	晚上10点睡着	表扬1次

小雨点是个比较顽皮的孩子，个性很强，不听家长摆布，能说会道。处于七岁八岁狗都嫌的年纪，经常把爸爸妈妈气得七窍生烟，恨不得把她随便塞给路人甲。

当地妇幼保健院为小雨点做身高促进指导的宁医生和小雨点的爸爸妈妈已经成了好朋友。小雨点的爸爸每次带孩子去宁医生那里给孩子做骨密度检查、维生素D检测、骨龄评价的时候，经常忍不住对宁医生倾诉在身高促进干预措施执行中的种种困难。

宁医生总是耐心地劝导孩子爸爸，一定要控制好情绪，尽力去把每一项措施做好，不要给自己留遗憾。

宁医生和小雨点的爸爸开玩笑道："现在为了孩子长高，你就只能做小人，每天哄着孩子开心高兴。将来等孩子身高长完了，你再做大人，和孩子算总账。"

下面是后续几年时间，宁医生给小雨点的评价结果和指导意见，以及小雨点爸爸记录的小雨点的成长历程。

小雨点6岁半时宁医生的评价：

●最近半年身高增长3厘米，属于平均生长速度；体重增长1千克，略超过平均水平。

●BMI（体形匀称度）位于第60百分位数，和半年前的第75百分位数相比有所下降。当前仍然属于粗壮的体形。

●进入秋季，身高生长速度明显慢于春、夏季，未来进入冬季，身高生长速度估计会较慢；冬季日照较少，穿衣较多，暴露于日光的皮肤部位较少，从皮肤转化而来的维生素D量较少，需要适当增加维生素D的补充量。

上小学后，小雨点的运动能力明显提高，跳绳能力从半年前每分钟跳绳10个，增加到每分钟跳绳70个。跑步协调能力明显提高。晚上8点半跳长高体操，9点开始洗漱准备睡觉，基本保证10点前入睡，上床至入睡时间明显加快。

　　小雨点的爸爸妈妈对孩子身高的关注落实于每日行动中，每日记录孩子饮食、运动、睡眠情况，表扬孩子的次数增加，打骂孩子的次数明显减少，有关儿童成长的知识水平明显提高。

　　宁医生给小雨点的饮食调整建议：

　　●减少每日能量摄入的总量，每日所需的蛋白质、碳水化合物、维生素和纤维素等三大类营养素，尽量选择热卡含量较低的食物，努力将BMI降低至第50百分位以下。

　　●尽量减少豆制品的摄入，减少类雌激素的摄入。少吃生长期较短的食物，如水产品和禽类，避免可能的雌激素摄入，以延缓骨龄的生长。

　　●每天补充维生素D增加至1000国际单位、维生素A增加补充至3000国际单位、钙剂仍然每天补充300毫克。

　　●保持居室温暖的睡眠环境，减少寒冷性利尿的可能，保障夜间睡眠质量。睡觉前2小时不进食，包括水。

　　●继续以往的运动时间、方式和运动量。

　　下面是小雨点爸爸记录的执行孩子身高促进措施的感受：

　　●身高生长的速度好像是有季节性的。春、夏快速生长的季节，要保证吃足够的蛋白质类食物；冬季生长相对缓慢的季节，要适当减少水果和主食的摄入。

　　●客观的测量很重要。最近一次测量前，奶奶觉得孩子长高了很多，可是测量后，发现3个月只长了1.5厘米；还有，大家都觉得孩子挺苗条的，可是BMI在60百分位数。因此，一定要测量，用数据说话。

●越早干预，可干预的空间越大。已经长完了的身高无法改变，可以干预的是每年的身高和体重的增长幅度、骨龄的生长速度、进入青春期前的年数、生长突增的幅度、成长板完全闭合前的年数。干预越早，可干预的内容越多。

随后的1年，家人对小雨点身高促进干预措施的执行情况如下。

1.促进身高生长速度

●每天服用1000国际单位维生素D、3000国际单位维生素A、300毫克钙片。

●每天吃1个鸡蛋、50克肉，喝500毫升奶。

●每天晚饭1小时后，跳绳20分钟。1年来，从每分钟跳绳20多个，进步到每分钟跳绳90个。每晚睡觉前做20分钟成长体操。

●每天晚10点入睡，早7点起床。冬季开空调增加室温，避免起夜。

2.延缓骨龄生长速度

●控制高糖和高脂肪食物的摄入。同类食品中，尽量选择热卡含量低的食物。

●让孩子体验饱足感，不鼓励孩子多吃。家里不随意摆放食物。家长尽量不喝甜饮料。

●尽量不吃大豆制品，尽量少吃生长期短的水产品。

3.营造良好的成长环境

●经常表扬孩子，不随意指责和打骂孩子。

●家长记录孩子每天的饮食、运动和睡眠情况。

●家长从各种渠道了解有关儿童生长发育方面的资讯，对孩子的"顽劣"行为多一些理解。

●定期监测孩子身高和体重，每月固定一天、用同一个秤，晨起为孩子称量体重；每月固定一天，用同一量度的量尺，晨起为孩子测量身高。

小雨点7岁了，下面是最近这一年宁医生对孩子身高促进的评价结果：

●从6岁到7岁，身高增长7厘米，达到了该年龄段身高生长速度的最高值。体重增长1千克，增长速度控制在该年龄段的低值。BMI降至平均值以下。骨龄增长仅0.4岁。达到了极好的骨龄身高生长速度。

●从身高促进干预前骨龄提前年龄1岁以来，首次骨龄落后于年龄了。骨龄的身高水平达到第25百分位数，对应的成年身高为154厘米，和期望身高之间的差距为6厘米，缩小了4厘米，这一年身高促进干预效果非常显著。

●这一年体重增长低于身高增长的速度，BMI降低至第50百分位数，从粗壮型转为匀称的体态了。小雨点妈妈说："脖子也比以前更显现了。"

●乳牙还没有开始脱落（一般从6岁开始脱落），第一恒磨牙未见萌出（一般在6岁时萌出）。

小雨点开始上小学的这一年来，家长对孩子的身高促进更为重视，对孩子的养育投入了更多的时间和精力。小雨点从一年级到二年级的成长过程中，睡眠习惯有很大的进步，每天基本保障在10点入睡。运动能力有很大的提高，跑、跳等运动的协调性进步很快，还参加了学校篮球培训班。小雨点的学习能力提高了，学习成绩在班级名列前茅，钢琴弹奏技能也有较大的进步。小雨点正在良好的养育环境中，健康快乐地成长着。

下面是小雨点的家长和宁医生对孩子身高干预的感受和体会。

1.体形对骨龄的影响

凡是BMI在50百分位以上较高水平的孩子，骨龄容易提前于年龄，在小雨点身上也发生了同样的情况。这一年时间，干预措施也针对BMI的降低，在保证必需营养的前提下，不鼓励过度进食，限制大豆类食品的摄入，限制高能量食品的摄入。干预措施中的加强运动，也有助于控制体重的增长和延缓骨龄发育。在BMI降低的同时，骨龄生长速度降低，使身高生长潜能得以提高。

2.定期监测健康指标

身高是儿童生长最重要的指标，应定期监测，最好每个月测量1次，明确孩子的生长速度，根据结果调整干预方案。正常情况下，青春期前的学龄儿童，体重每年增长1~2千克，每月测量1次，加上测量误差和穿衣的变化，体重是可能没有变化的。只要身高在正常生长状态，不必强调体重的增长（消瘦的孩子除外）。最好监测血红蛋白，保证铁营养充足（小雨点的血红蛋白浓度是124克/升，铁营养状况应属良好）。

3.坚持干预措施的艰难

实施干预的1年多时间里，家长付出了巨大的努力——每天记录各项干预措施的执行情况，千方百计地鼓励和督促孩子坚持。时间一长，孩子时常有犯懒的情况，不愿做操、不想运动、拖延入睡时间等状况时有发生，如果家长不坚持，孩子很容易放弃执行。儿童身高促进是一项长期的任务，必须持之以恒，方可见成效。家长如果不做好，孩子就可能长不高，这是硬道理。

孩子的身高生长不是匀速的，将来是否能长到理想的身高，取决于是否坚持干预措施、执行的力度、青春期开始的年龄、生长突增幅度等多种因素。做父母的，不妨尽可能为孩子做到最好，将来面对孩子的身高和成长状况，少留遗憾。

随后的日子里，宁医生根据小雨点父母提供的孩子身高体重测量数据，不断地对小雨点的体格生长情况进行评价和身高促进指导。

最近半年，小雨点身高增长2.5厘米，体重增长2千克。相对身高而言，体重增长过多。可能和暑假前后甜食、甜饮料摄入过多和运动较少有关。

未来的干预措施：

●每月测量1次身高、每周测量1次体重，并做记录。

●如果每周发现体重能测出有变化的增加，那就说明体重增加太多了，需要少吃糖、主食、饮料、甜食，并增加运动。如果体重长得比身高快，容易导致骨龄提前。

●增加运动，每天运动40~60分钟。

小雨点10岁了，课业负担不断加重。爸爸妈妈对小雨点的期望值比较高，希望孩子有机会接受各种技能的学习，给小雨点报了美术、舞蹈、声乐、钢琴、奥数、英语、作文等各种课外培训班。

为了能上当地的重点中学，小雨点已经开始做小升初的各种准备了。晚上经常到10点以后才上床，折腾到近11点才能睡着。

前段时间小雨点的妈妈迷上了烘焙，经常在家里制作各类甜点。少数成功的作品被带去单位炫耀并让同事分享，多数失败的作品就进了自家母女俩的肚子，以至于小雨点的体重迅速增长。

最近做了骨龄评价，宁医生给小雨点做了评价和身高促进指导：

●当前骨龄9岁，骨龄对应的身高为第30百分位数，该百分位数对应的成年身高为155厘米左右。

●一般而言，女孩骨龄9.5岁进入青春期，骨龄12岁开始初潮，初潮后平均身高继续增长5厘米。

●若要达到160厘米的身高，初潮时身高应达到155厘米。

●从现在起至初潮时，还需要增长23厘米。从现在的9岁骨龄到12

岁骨龄有3个骨龄年，每个骨龄年需要增长将近8厘米。

●按照小雨点之前的生长速度和遗传身高水平，每年的身高增长要达到这样的速度难度很大，需要从延缓骨龄方面想办法。

●从现在到骨龄12岁出现初潮前剩下的3岁骨龄，假如用4年时间来长，每年长0.7~0.8岁的骨龄，每年长6厘米身高，那么3个骨龄年就可以长24厘米的身高。

如何能让骨龄长得慢一点儿呢？宁医生的指导如下：

●严格控制体重增长。每天称体重，如果体重比前一天增加了，当天就要减少水果和主食的进食量。目前孩子快要进入青春期了，食欲逐渐旺盛，食量会增多，体重会随之快速增长。体重增加会导致脂肪组织增加，会使体内雌激素水平增加，很容易引发垂体－性腺轴启动、进入青春期性发育。性发育一旦启动，无法逆转和停止。延缓骨龄生长，可以使身高生长期延长。

小雨点的妈妈深感控制女儿饮食和体重的艰难，询问宁医生："除了减肥，还有别的延缓骨龄的方法吗？"

宁医生犹豫片刻，告诉小雨点的妈妈："可以去找儿科内分泌专科的医生或者中医专家问问看。"

小雨点妈妈的同学正好认识一位儿科内分泌医生，于是在熟人的介绍下去医院找到了这位专家金医生。金医生一看小雨点的情况，不建议小雨点用延缓骨龄的方法。理由是，小雨点的身高位于正常范围，将来是能够长到150厘米以上的。另外，小雨点当前的骨龄落后年龄1岁，不属于骨龄提前、需要延缓的范畴。

小雨点妈妈考虑到未来女儿在体重控制方面的艰难，想着如果有中药可以助力，或许能够达到事半功倍的效果，于是继续恳求金医生。

此后，小雨点的身高促进干预措施中，又多了中药干预的内容。

日子在小雨点紧张的学习和她爸爸妈妈忙碌的工作中又过了1年。随着小雨点临近升中学，功课负担越来越重，夜里睡觉的时间比以前晚了一些，运动锻炼的时间经常给课外班让路。

可能小雨点进入青春期了，食欲大增。家里任何人吃东西，她都要参与。

在身高促进的过程中，小雨点从一个粗壮的小丫头逐渐变成苗条的小姑娘。

外婆经常拉着小雨点"皮包骨"的手，心疼地感叹："这种鸡爪子一样的手，跟非洲饥民差不多了。"

外婆背地里经常给小雨点吃各种甜食，名曰加强营养。

这一年小雨点的身高长了6厘米，体重长了3千克。

即使这样，小雨点走出家门谁都说她太瘦了。可是她爸爸妈妈给孩子做身高促进多年，相关知识水平见长，一看女儿体重长了这么多，心里忐忑，不知道骨龄会长成什么样。

拍完手骨片，还是请宁医生做评价，骨龄长了0.9岁。

　　"幸亏用着中药呢，不然骨龄可能长得更多。"小雨点的妈妈一看这样的结果，心里暗自庆幸。

　　下面是宁医生根据小雨点的身高、体重和骨龄做出的评价：

　　●这一年时间，小雨点的骨龄几乎增长了1岁。前年到去年的一年时间，骨龄只增长了半岁。

　　●由于最近这一年体重增加了3千克，使得骨龄增长速度也加快了。

　　●目前小雨点已经开始了青春发育，会出现包括身高、体重、骨龄、体脂和食欲在内的突增，相当于这几个指标在赛跑，看谁跑得快。都希望身高遥遥领先，但是食欲的增加会导致进食增加，继而导致体重增加、体脂增加、骨龄加速。一般而言，开始出现青春期发育到初潮，骨龄增长2.5岁。初潮后身高平均继续增长5厘米左右。小雨点现在的身高是140厘米，要想达到160厘米的期望身高，需要在身高达到155厘米再开始初潮，那么就需要再过2~3年才出现初潮为好。

　　●青春期的生长速度一般为每年7~9厘米，如果每长1厘米身高，体重增长超过0.5千克，都可能导致骨龄加速。

　　●如果1年体重增长3~4千克，可能1年就会出现初潮；如果1年体重控制在1千克，可能3年才出现初潮。

　　●从现在起，一定要努力地控制饮食、控制体重，每天进行体重监测，每月进行身高监测，最重要的是减少食物诱惑，家里少买、少做，把饭菜做得难吃一点儿，尽量减少大吃大喝的机会。

下面是干预措施和指导建议：

●每天吃肉50克、蛋1个，喝奶500毫升，不劝多吃。

●如果当天体重超过前一天，当天减少主食，尽量不吃水果，尤其是香蕉、葡萄等很甜的水果。如果吃了水果，可以替代主食。

●不吃豆制品，少吃水产品，尽量不吃甜食。

●补充营养素，每天2000国际单位维生素D、 6000国际单位维生素A，或以周为单位计算。还有每天补充300毫克钙，5毫克左右的铁。

●用中药知柏地黄丸延缓骨龄，20~30粒，分2~3次服用。这是根据中医和内分泌医生的建议采用的方法。

●每天2~4次高强度的运动，每次5分钟，让心率达到每分钟140次左右，促进生长激素的分泌。可以用跳绳、高抬腿、跑步等安全的、增强骨质健康的运动方式。也可以选择其他的耐力运动，每次运动20~40分钟。

●环境方面，少给小雨点看两情相悦的故事、电视剧、电影，少喝瓶装水，不用塑料制品微波炉加热食品。

●睡眠和情绪和以前的要求一样。小雨点现在处于青春期，情绪善变，敏感，家长对她做的任何事情都要讲究方式方法，耐心，再耐心。对她的饮食和体重干预不要矫枉过正，避免厌食症的发生。

上了中学后，小雨点的功课负担骤增，每天的作业几乎都要写到晚上11点，夜里经常发出"我又考砸了"的梦呓。周末几乎被课外班占据，没有时间做运动。

在宁医生的指导下，爸爸妈妈只能从营养素补充、控制体重等方面做身高促进的努力。给小雨点每天补充6000国际单位维生素A、2000国际单位维生素D、300毫克钙片，每天保障50克肉、1个蛋、500毫升奶。水果和主食都不许多吃，甜食更是严格控制。每天下了晚自习回家，先跳绳20分钟。

小雨点的家在学校附近，每天在学校吃中餐，回家吃晚餐。学生们中午排着队在食堂打饭。都是青春期的孩子，个个如饿虎一般，餐盘里的小山很快就被席卷一空。

唯有小雨点另类，主食只是象征性地吃一点点。遇到喜欢吃的菜，稍微吃得多一点儿。大多数时候，她的餐盘里剩下的饭菜足够别的孩子吃一顿了。

班上的生活委员对工作尽心尽责，经常守在小雨点吃饭的餐桌旁，教导小雨点要爱惜粮食、不要剩饭，但是守到最后仍然未果。班主任老师也经常给小雨点妈妈打电话，告知孩子吃得太少。

为了不让浪费粮食的帽子始终扣在小雨点头上，妈妈给小雨点准备了饭盒，每天把吃不完的饭菜带回家。那一段时间，小雨点家里晚上都不用做饭，炒个菜就够了。同学们私下议论，小雨点家可能是个贫困户。

有一天，小雨点洗完澡，在浴室急急地呼唤妈妈。妈妈以为发生了什么急事，赶忙过去看看。

小雨点摸着自己一马平川的胸脯对妈妈说："瘦骨嶙峋是不是就是我这样的？"弄得妈妈啼笑皆非。

即使这样，在一如既往的身高和体重监测过程中，爸爸妈妈还是感觉对小雨点这种青春期孩子的体重控制实属不易。

如果不是宁医生自始至终强有力的专业支持，爸爸妈妈会觉得虐待了孩子。小雨点的爸爸就曾经对宁医生说过，他的女儿很可怜，从来没有吃过洋快餐。

有一次学校举办演讲比赛，小雨点准备的题目是《我的长高梦》。她用自己的经历，简单讲述了她希望达到的身高梦想，当前身高和梦想的差距。她是如何执行着合理饮食、补充营养素、保证足够睡眠、适当运动、控制体重、监测骨龄的干预措施，还从宁医生那里拿了一些我国《0~18岁儿童青少年身高、体重百分位数值表》发给同学。同学们对小雨点刮目相看，也理解了她控制饭量的做法。还有不少同学相继去医院拍了手骨片做骨龄评价。

中考之前的体育测试，小雨点轻松过关。体育老师戏称，这么长的腿、这么轻的体重，跑不快才怪呢。

初中毕业的那个暑假，小雨点有了初潮。小雨点考入当地重点高中体检时，她的身高160厘米，体重41千克，骨密度、血常规都在良好的水平。

小雨点的身高长到165厘米后就没有继续增长了，爸爸妈妈已经无限满足，这样的身高远远超过了他们的预期。看着女儿修长的身材、健康的体魄、开朗的性格，爸爸妈妈觉得在小雨点身高促进过程中经历的辛酸苦辣都不算什么，可以看成是宝贵的财富，让他们随着孩子一起成长。

抓住青春期长高的尾巴

进入青春期的孩子一般来说干预难度就比较大了，但也不是完全没有可能。要想扭转局面，这最后的机会可千万不能放弃。

1.8岁9个月的小丽

小丽是个胖乎乎的女孩，性格憨憨的，心地善良，很招人喜欢。小丽8岁9个月了，身高136.4厘米，体重30千克。她的遗传身高157厘米，爸爸妈妈希望小丽能长到160厘米。

时值夏季，小丽穿着薄薄的汗衫，妈妈发现女儿的胸脯有花蕾般突起，便带着孩子去当地妇幼保健院儿童保健科的身高促进门诊检查。

接诊的吴医生给小丽做了一般的身体检查，拍了手骨片，做了子宫和卵巢的B超检查。小丽的子宫内膜已经增厚，卵巢有4个超过4毫米的卵泡，手骨片上中节指第三指的骨干和骨骺的宽度相等，骨龄9.8岁。这一切都表明，小丽已经开始青春发育了。

根据小丽的骨龄和身高，吴医生在骨龄身高曲线图上描点，小丽的骨龄身高只有25分的水平，对应的成年身高只有154厘米的样子，和期望身高相差很大。

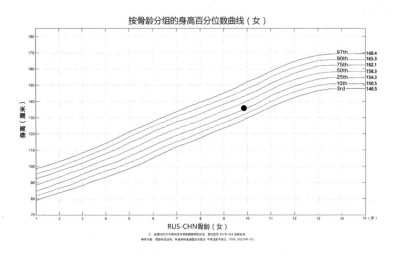

按骨龄分组的身高百分位数曲线（女）

图10-4 小丽的骨龄身高水平

看着小丽母女俩满脸的焦急，吴医生连忙安慰道："孩子不算性早熟，但是骨龄提前于年龄，早长了。咱们从现在开始，努力把能做的做到最好，不留遗憾。孩子身高生长还没有停止，有希望长高的。我们先分析一下小丽的情况。"

吴医生接着在纸上对小丽妈妈耐心地计算分析着：

● 当前身高和期望身高差距160–136.4=23.6（厘米）。

● 一般而言，骨龄12岁初潮后身高继续增长5厘米。

● 从现在到骨龄12岁身高需增长23.6–5=18.6（厘米）。

● 当前骨龄9.8岁，到骨龄12岁还剩下的骨龄为12–9.8=2.2（岁）。

● 用2.2岁的骨龄长18.6厘米的身高，才能符合期望身高的速度。

●每1岁骨龄的身高速度应达到18.6÷2.2=8.5（厘米）。

表10-4　小丽达到8.5厘米的骨龄身高生长速度可以有多种模式

1年的身高增长值 （厘米）	1年的骨龄增长值 （岁）	每1岁骨龄的身高增长值 （厘米）
8.5	1.0	8.5
7.0	0.8	8.7
6.0	0.7	8.5
5.0	0.6	8.3

青春期的身高生长速度一般是1年7~9厘米，但是这样的速度能长多少年，有1~3年的个体差异。尤其需要关注的是，1年时间骨龄增长了多少岁。骨龄的增长速度有个体差异，更可以干预。

要想达到160厘米的期望身高，首先需要用①+②+③号方案干预。

●每天保障摄入50克肉、1个蛋、500毫升奶，不能多吃。蔬菜可以多吃，保障肠道正常排便。水果和主食的进食量，要根据体重而定。每长1厘米身高，体重最好控制在0.2千克以内，所以需要每天或者每周称量体重、每月测量身高。

●小丽已经是粗壮的体形，骨龄容易早长。已经进入青春期，骨龄也容易快速增长，因此，如果能控制体重在半年内不再增长，对延缓骨龄非常有利。

●每天补充2000国际单位维生素D、6000国际单位维生素A、300~500毫克碳酸钙片。

●除了学校活动，每天最好还能有40分钟的运动锻炼，可以选择跳绳、踢毽子、打篮球、跑步等运动，要有一定的运动强度，在孩子能耐受的情况下，运动到出大汗最好。

●晚上最好在10点以前入睡。还要让孩子情绪好，天天开心。

"上面这些是我能为小丽做的指导。"吴医生对小丽妈妈说，"你还可以请我们科室的内分泌专家谢医生看看，是否能用点儿延缓骨龄的中药。你先这样给小丽干预半年，看看身高、体重、骨龄的增长速度怎样。如果达不到和期望身高相符的骨龄身高生长速度，你再和谢医生商量，看看是否还能用更强的干预方法。"

小丽是个懂事的孩子，想长高的愿望很强烈，严格按照吴医生的指导完成每天的干预计划。3个月后，小丽的身高增长了2厘米，体重没有增长。半年后，妈妈带小丽找吴医生又拍了一张手骨片，吴医生细细比较着半年前后两张片子上各个骨等级的变化，发现小丽的骨龄只长了0.3岁。

半年时间，小丽的身高增长了4厘米，体重长了0.2千克，这样算下来，骨龄的身高已经超过了8.3厘米的速度。

又这样坚持了半年，小丽的身高长了4厘米，体重增长了0.3千克。再拍手骨片看骨龄，吴医生发现小丽这一年时间骨龄增长0.7岁，身高长了8厘米，达到了极好的干预效果。

小丽母女俩看着吴医生，脸上露出幸福的笑容，心里装着满满的感激。她们决定暂时不去找内分泌专家，继续这样保健和中药的干预，坚持到期望身高的实现。

2.14岁的虎子

跟小丽情况不一样，虎子更大一些，是个14岁的初中生。他身高160厘米，体重45千克，期望身高180厘米。

家里人一直为虎子的胃口伤脑筋，总感觉虎子的食量太小，吃饭像个小猫，和虎子的名字太不相称。

最近，虎子食欲大增，全家欢欣鼓舞，觉得虎子好不容易开始吃"长"饭了，吃得多才能长得高嘛，这是家人普遍认同的道理。最近这1个月，虎子的身高长了1厘米，体重长了1千克。

恰逢我去当地给儿童保健医生做身高促进的培训，作为当地基层医院的儿童保健科主任，虎子妈妈理所应当地去听课了。

听完我介绍身高促进的相关知识后，虎子妈妈坐不住了，连忙把孩子带到医院拍了片子。趁着我吃饭的工夫，她很不好意思地请我帮她看看孩子的骨龄。

我对着图谱比较，发现虎子的骨龄为13.5岁，身高生长的潜能大约是10厘米的样子。

虎子妈妈一听傻眼了，她说："看来不仅长不到180厘米的期望值，恐怕长到175厘米的遗传身高都困难啊。"虎子妈妈请我帮忙拿个主意，怎样能够最大限度地接近期望身高。

我说："只要孩子的成长板还没有钙化闭合，长高都是有希望的。虎子虽然是个苗条体形的孩子，要想长高，同样要控制体重。"

我把培训时讲过的①+②+③号方案详细地给虎子妈又介绍了一遍，嘱咐她把营养素补充到年龄对应的最大耐受量，又建议她去当地妇幼保健院儿科内分泌找专家帮忙，看看能否用上更强的干预方法。

后来我听说，除了生长激素，虎子妈把能用的方法都用上了。延缓骨龄的中药和西药一样也没落下。因为家族中有肿瘤病史，所以没敢用生长激素，不然估计也会用上。

虎子妈为了孩子的身高，一副拼命的模样。她每天带孩子跑步，送孩子上了篮球培训班，每周训练3次，还私下拜托教练，让教练轰着虎子满场跑。晚上10点之前押着虎子上床，没写完的作业由虎子妈去学校和老师交涉，说虎子有病，必须早睡觉。学校要求开病假条，虎子妈便去单位弄了一张交给老师。

1年过后，虎子的身高长了10厘米，体重长了2千克，骨龄长了0.6岁。看这个趋势，虎子好像有望接近期望身高呢。衷心地祝愿他梦想成真。

后记

最近这些年，我受多个行业协会、专业学会、医疗保健机构、社会团体的邀请，对数以万计的儿童保健和儿科专业人员进行了身高促进方面的培训，使我和我的团队逐渐形成了较为完善的身高管理系列培训课程，包括身高生长生理学基础、身高管理的理念和方法、身高促进门诊建设方法和门诊流程、身高促进的总体框架和方法、个性化体格生长评价方法、身高促进的营养干预、身高促进的环境干预、骨龄控制和身高促进、婴幼儿身高促进方法、学龄前儿童身高促进方法、学龄儿童和青春期儿童身高促进方法、影响身高生长疾病的早期识别、矮小和性早熟的诊治方法、保健和临床相结合的身高促进方法、身高促进效果评估方法、身高促进的科研思路、身高促进的家长健康教育方法等。

在培训过程中，我把儿童身高管理与缓解人民日益增长的美好生活需要和不平衡、不充分的发展之间的矛盾相结合，倡导大家把人民对美好生活的向往作为儿童保健工作者的奋斗目标，希望通过大家的共同努力，让孩子们能够成长得更好、生活得更好、长大后工作得更好，希望有助于将儿童保健人员以往固有的疾病和症状导向的保健服务，转变为以健康和需求导向的保健。倡导每一个儿童保健人员在工作中努力提高服务能力和水平，强化科研意识，兼顾成本效益。

感谢全国广大的儿童保健和儿科同行，把我传递的理念和方法用于工作实践中，开设了数百个身高促进和身高管理门诊，不断反馈让我振奋的信息：针对需求提供服务，个人、科室和机构的美誉度不断提高；身高促进带动了儿童保健科业务的发展；家长们知道想长高，可以去身高促进门诊进行科学的身高管理和干预；用低成本的保健干预方法使儿童获得了身高管理与促进的效果；今年全科室发表了几篇生长发育管理和干预方面的文章；通过身高促进，提高了家长对肥胖防治的关注和依从性，在一定程度上控制了肥胖发生率的不断上升；教委和妇联也参与到身高促进的家长宣传中了，很多家长开始监测和记录孩子的身高和体重，让孩子早睡觉、多运动……大家在从事儿童身高促进过程中的美好感受，让我觉得这是一件很有意义的利国利民的事情。身高促进需要医务人员和家长建立长期稳定的服务指导和接受的关系，有利于促进良好医患关系的建立，有利于培养孩子从小养成良好的饮食、运动和睡眠习惯，使家长学会通过健康指标管理和维护孩子的健康，有利于疾病的预防。

　　工作是可以为快乐生活助力的，如果能选择一项自己感兴趣的、能帮助人的、能提高国民健康素养的工作，这样的工作一定有利于身心健康，并让自己快乐地生活。儿童身高管理就是这样的工作，我将一直做下去，也希望更多的同行参与其中，让更多的孩子受益。

附录

身高促进的步骤

1 —— 设定期望身高

评估实现期望身高的可能性 —— **2**

3 —— 进行科学的身高管理

身高促进的流程

1 —— 身高和体重的测量

进行相关检测（骨龄、骨密度、维生素D）—— **2**

3 —— 个性化体格生长评估

个性化身高促进指导 —— **4**

个性化体格生长评估内容

1.了解期望身高（标准最后一行，18岁身高标准）

2.评估儿童当前身高，对应的成年身高，二者间的差距，确定难易程度

3.计算遗传身高，比较当前身高和遗传身高的水平，评估环境对身高的影响，确定达到期望身高的难易程度

4.评估生长速度（根据已有数据计算差值，和平均参考值比较，计算百分比）

5.评估匀称度（比较身高和体重的百分位数水平），分为匀称、苗条、粗壮的等级

6.3岁以上儿童评价骨龄（骨龄的身高水平，对应的成年身高水平，生长潜能，骨龄身高速度）

评价匀称度的意义

身高和体重的增长都需要营养。身高的增长期只有十几年。体重的增长期为一生。让身高优先生长。让体重为身高生长助力（匀称：未助力，苗条：助力，粗壮：阻碍）

评价骨龄的意义

1.所有孩子身高停止增长的年龄不同

2.所有孩子身高停止增长的骨龄相同（男孩骨龄16岁、女孩骨龄14岁）

3.评价骨龄的身高水平最客观，评价骨龄的身高增长速度最可靠

身高促进难易程度评估

当前和期望身高的差值 遗传和期望身高的差值	达到期望身高的难易程度
1~2厘米	较易
3~5厘米	较难
5~10厘米	很难
10厘米以上	极难

个性化体格生长评价的主要目的：

● 想长多高

● 能长多高

● 有无差距

● 难易程度

● 从哪里着手

身高和体重平均增长速度参考

年龄	身高（厘米）	体重（千克）
0~2月	8.0	2.2
2~4月	5.8	1.7
4~6月	3.8	0.9
6~9月	4.2	0.9
9~12月	3.9	0.7
12~15月	3.4	0.6
15~18月	3.0	0.6
18~21月	2.9	0.6
21~24月	2.9	0.6
2~2.5岁	4.9	1.1
2.5~3岁	3.5	1.1
3~3.5岁	3.8	1.0
3.5~4岁	3.6	1.0
4岁~青春期前	每年5~7厘米 月平均0.5厘米	每年1~2千克 月平均0.1千克

转诊请内分泌医生帮忙的情况：

1.帮忙排除疾病或进行疾病的诊断和治疗（符合下面任何一条）

●年龄的身高在P3以下

●年龄的身高低于遗传身高2个主百分位数

●生长速度低于正常范围

●骨龄提前年龄2岁以上且骨龄的身高低于P10

●骨龄落后年龄2岁以上且年龄的身高低于P10

●腕骨发育水平落后RUS骨发育水平2岁且年龄的身高低于P10

●8~9岁以前出现性征

2.帮忙实现期望身高（需要和内分泌医生商量，家长恳求，并签字承担所有医疗风险）

●用保健的方法干预3~12个月以上，身高增长速度或骨龄身高增长速度仍然没到期望身高水平

●RUS骨龄在10岁以上，生长潜能低于期望身高

血清25-OH-D水平的判断参考

水平	参考评价
<8~10纳克/毫升（20~25 纳摩尔/升）	严重缺乏
10~20纳克/毫升（25~50 纳摩尔/升）	缺乏
20~30纳克/毫升（50~75 纳摩尔/升）	不足
30~80纳克/毫升（75~150 纳摩尔/升）	理想水平
100~150纳克/毫升（250~375纳摩尔/升）	过量
150~400纳克/毫升（375~1000纳摩尔/升）	中毒

促进身高的营养主要包括：

●蛋白质

●矿物质：钙、锌

●维生素D、维生素A

合理饮食：

● 蛋白质类食物（促进身高和智力）

● 碳水化合物（提供能量、长体重）

● 维生素和纤维素类食物（维护肠道健康）

身高干预方法概述

强度（从弱到强）	促进身高生长速度	延缓骨龄生长速度	长高的食物	长胖的食物
一级	①号方案：合理饮食、充足睡眠、适宜运动、良好情绪	②号方案：控制体重、调整饮食、环境干预	1岁以上儿童（每天） ●肉：50克，畜肉、禽类、水产类 ●蛋：1个 ●奶：500毫升	●主食、水果 ●甜食、饮料 ●油炸食品 ●西式快餐
二级	③号方案：补充适宜的营养素	④号方案：滋阴平阳的中药治疗		
三级	⑤号方案：生长激素替代治疗，甲状腺素替代治疗	⑥号方案：性发育抑制剂治疗，芳香化酶抑制剂治疗	个性化饮食调整 ●食物过敏 ●饮食喜好 ●膳食优化 ●食物互换 乳清蛋白粉替代	根据体重水平和增长速度调整进食量

中国居民维生素D和维生素A参考摄入量

年龄（岁）	维生素D		维生素A	
	推荐摄入量（国际单位/天）	最大耐受量（国际单位/天）	推荐摄入量（国际单位/天）	最大耐受量（国际单位/天）
0~1	400	800	1000	2000
1~4	400	800	1000	2300
4~7	400	1200	1200	3000
7~11	400	1800	1600	5000
11~14	400	2000	2200 2000	7000

生长偏离预警：

●婴儿期，连续2个月，月身高增长值低于均值1厘米

●幼儿期，连续3个月，月身高增长值低于均值0.5厘米

●3岁至青春期前，年身高增长小于5厘米

●连续3个月体重增长值为均值的1.5倍

●体重水平高于身高水平2P

中国居民钙参考摄入量

年龄（岁）	推荐摄入量(毫克/天)	最大耐受量(毫克/天)
0~0.5	200	1000
0.5~1	250	1000
1~4	600	2000
4~7	800	2000
7~11	1000	2000
11~14	1200	2000
14~18	1000	2000

营养素的补充剂量，从推荐摄入量至最大耐受量之间，选择适宜的剂型

青春期前生长设计的方法：

● 确定期望身高

● 计算当前身高和期望身高的差值

● 计算当前骨龄和进入青春期骨龄的差值

● 设计青春期前的骨龄身高速度

从身高确定是否需要补钙

如果孩子当前的身高低于期望身高，每天补充100~300毫克的元素钙

从饮食确定是否需要补钙

1.根据孩子当天的饮食情况来补充钙剂

2.如果奶、蛋、肉没有吃够量，也可以补充100~300毫克的钙剂

3.若儿童食欲不佳、消化吸收功能较差时，可酌情补钙

4.若无特殊情况，每天总的补充量在300毫克左右

参考骨密度确定是否需要补钙

双能X线骨密度检测最精准，超声骨密度检测供参考。参考期望身高解读检测值

0~18岁儿童青少年身高、体重百分位数值表（女）

年龄	3rd 身高(cm)	体重(kg)	10th 身高(cm)	体重(kg)	25th 身高(cm)	体重(kg)	50th 身高(cm)	体重(kg)	75th 身高(cm)	体重(kg)	90th 身高(cm)	体重(kg)	97th 身高(cm)	体重(kg)
出生	46.6	2.57	47.5	2.76	48.6	2.96	49.7	3.21	50.9	3.49	51.9	3.75	53.0	4.04
2月	53.4	4.21	54.7	4.50	56.0	4.82	57.4	5.21	58.9	5.64	60.2	6.06	61.6	6.51
4月	59.1	5.55	60.3	5.93	61.7	6.34	63.1	6.83	64.6	7.37	66.0	7.90	67.4	8.47
6月	62.5	6.34	63.9	6.76	65.2	7.21	66.8	7.77	68.4	8.37	69.8	8.96	71.2	9.59
9月	66.4	7.11	67.8	7.58	69.3	8.08	71.0	8.69	72.8	9.36	74.3	10.01	75.9	10.71
12月	70.0	7.70	71.6	8.20	73.2	8.74	75.0	9.40	76.8	10.12	78.5	10.82	80.2	11.57
15月	73.2	8.22	74.9	8.75	76.6	9.33	78.5	10.02	80.4	10.79	82.2	11.53	84.0	12.33
18月	76.0	8.73	77.7	9.29	79.5	9.91	81.5	10.65	83.6	11.46	85.5	12.25	87.4	13.11
21月	78.5	9.26	80.4	9.86	82.3	10.51	84.4	11.30	86.6	12.17	88.6	13.01	90.7	13.93
2岁	80.9	9.76	82.9	10.39	84.9	11.08	87.2	11.92	89.6	12.84	91.7	13.74	93.9	14.71
2.5岁	85.2	10.65	87.4	11.35	89.6	12.12	92.1	13.05	94.6	14.07	97.0	15.08	99.3	16.16
3岁	88.6	11.50	90.8	12.27	93.1	13.11	95.6	14.13	98.2	15.25	100.5	16.36	102.9	17.55
3.5岁	92.4	12.32	94.6	13.14	96.8	14.05	99.4	15.16	102.0	16.38	104.4	17.59	106.8	18.89
4岁	95.8	13.10	98.1	13.99	100.4	14.97	103.1	16.17	105.7	17.50	108.2	18.81	110.6	20.24
4.5岁	99.2	13.89	101.5	14.85	104.0	15.92	106.7	17.22	109.5	18.66	112.1	20.10	114.7	21.67
5岁	102.3	14.64	104.8	15.68	107.3	16.84	110.2	18.26	113.1	19.83	115.7	21.41	118.4	23.14
5.5岁	105.4	15.39	108.0	16.52	110.6	17.78	113.5	19.33	116.5	21.06	119.3	22.81	122.0	24.72
6岁	108.1	16.10	110.8	17.32	113.5	18.68	116.6	20.37	119.7	22.27	122.5	24.19	125.4	26.30
6.5岁	110.6	16.80	113.4	18.12	116.2	19.60	119.4	21.44	122.7	23.51	125.6	25.62	128.6	27.96
7岁	113.3	17.58	116.2	19.01	119.2	20.62	122.5	22.64	125.9	24.94	129.0	27.28	132.1	29.89
7.5岁	116.0	18.39	119.0	19.95	122.1	21.71	125.6	23.93	129.1	26.48	132.3	29.08	135.5	32.01
8岁	118.5	19.20	121.6	20.89	124.9	22.81	128.5	25.25	132.1	28.05	135.4	30.95	138.7	34.23
8.5岁	121.0	20.05	124.2	21.88	127.6	23.99	131.3	26.67	135.1	29.77	138.5	33.00	141.9	36.69
9岁	123.3	20.93	126.7	22.93	130.2	25.23	134.1	28.19	138.0	31.63	141.6	35.26	145.1	39.41
9.5岁	125.7	21.89	129.3	24.08	132.9	26.61	137.0	29.87	141.1	33.72	144.8	37.79	148.5	42.51
10岁	128.3	22.98	132.1	25.36	135.9	28.15	140.1	31.76	144.4	36.05	148.2	40.63	152.0	45.97
10.5岁	131.1	24.22	135.0	26.80	138.9	29.84	143.3	33.80	147.7	38.53	151.6	43.61	155.6	49.59
11岁	134.2	25.74	138.2	28.53	142.2	31.81	146.6	36.10	151.1	41.24	155.2	46.78	159.2	53.33
11.5岁	137.2	27.43	141.2	30.39	145.2	33.86	149.7	38.40	154.1	43.85	158.2	49.73	162.1	56.67
12岁	140.2	29.33	144.1	32.42	148.0	36.04	152.4	40.77	156.7	46.42	160.7	52.49	164.5	59.64
12.5岁	142.9	31.22	146.6	34.39	150.4	38.09	154.6	42.89	158.8	48.60	162.6	54.71	166.3	61.86
13岁	145.0	33.09	148.6	36.29	152.2	40.00	156.3	44.79	160.3	50.45	164.0	56.46	167.6	63.45
13.5岁	146.7	34.82	150.2	38.01	153.7	41.69	157.6	46.42	161.6	51.97	165.1	57.81	168.6	64.55
14岁	147.9	36.38	151.3	39.55	154.8	43.19	158.6	47.83	162.5	53.23	165.9	58.88	169.3	65.36
14.5岁	148.9	37.71	152.2	40.84	155.6	44.43	159.4	48.97	163.1	54.23	166.5	59.70	169.8	65.93
15岁	149.5	38.73	152.8	41.83	156.1	45.36	159.8	49.82	163.5	54.96	166.8	60.28	170.1	66.30
15.5岁	149.9	39.51	153.1	42.58	156.5	46.06	160.1	50.45	163.8	55.49	167.1	60.69	170.3	66.55
16岁	149.8	39.96	153.1	43.01	156.4	46.47	160.1	50.81	163.8	55.79	167.1	60.91	170.3	66.69
16.5岁	149.9	40.29	153.2	43.32	156.5	46.76	160.2	51.07	163.8	56.01	167.1	61.07	170.4	66.78
17岁	150.1	40.44	153.4	43.47	156.7	46.90	160.3	51.20	164.0	56.11	167.3	61.15	170.5	66.82
18岁	150.4	40.71	153.7	43.73	157.0	47.14	160.6	51.41	164.2	56.28	167.5	61.28	170.7	66.89

注：①根据2005年九省/市儿童体格发育调查数据研究制定   参考文献：中华儿科杂志，2009年7期

　　②3岁以前为身长

0~18岁儿童青少年身高、体重百分位数值表（男）

年龄	3rd 身高(cm)	体重(kg)	10th 身高(cm)	体重(kg)	25th 身高(cm)	体重(kg)	50th 身高(cm)	体重(kg)	75th 身高(cm)	体重(kg)	90th 身高(cm)	体重(kg)	97th 身高(cm)	体重(kg)
出生	47.1	2.62	48.1	2.83	49.2	3.06	50.4	3.32	51.6	3.59	52.7	3.85	53.8	4.12
2月	54.6	4.53	55.9	4.88	57.2	5.25	58.7	5.68	60.3	6.15	61.7	6.59	63.0	7.05
4月	60.3	5.99	61.7	6.43	63.0	6.90	64.6	7.45	66.2	8.04	67.6	8.61	69.0	9.20
6月	64.0	6.80	65.4	7.28	66.8	7.80	68.4	8.41	70.0	9.07	71.5	9.70	73.0	10.37
9月	67.9	7.56	69.4	8.09	70.9	8.66	72.6	9.33	74.4	10.06	75.9	10.75	77.5	11.49
12月	71.5	8.16	73.1	8.72	74.7	9.33	76.5	10.05	78.4	10.83	80.1	11.58	81.8	12.37
15月	74.4	8.68	76.1	9.27	77.8	9.91	79.8	10.68	81.8	11.51	83.6	12.30	85.4	13.15
18月	76.9	9.19	78.7	9.81	80.6	10.48	82.7	11.29	84.8	12.16	86.7	13.01	88.7	13.90
21月	79.5	9.71	81.4	10.37	83.4	11.08	85.6	11.93	87.9	12.88	90.0	13.75	92.0	14.70
2岁	82.1	10.22	84.1	10.90	86.2	11.65	88.5	12.54	90.9	13.51	93.1	14.46	95.3	15.46
2.5岁	86.4	11.11	88.6	11.85	90.8	12.66	93.3	13.64	95.9	14.70	98.2	15.73	100.5	16.83
3岁	89.7	11.94	91.9	12.74	94.2	13.61	96.8	14.65	99.4	15.80	101.8	16.92	104.1	18.12
3.5岁	93.4	12.73	95.7	13.58	98.0	14.51	100.6	15.63	103.2	16.86	105.7	18.08	108.1	19.38
4岁	96.7	13.52	99.1	14.43	101.4	15.43	104.1	16.64	106.9	17.98	109.3	19.29	111.8	20.71
4.5岁	100.0	14.37	102.4	15.35	104.9	16.43	107.7	17.75	110.5	19.22	113.1	20.67	115.7	22.24
5岁	103.3	15.26	105.8	16.33	108.4	17.52	111.3	18.98	114.2	20.61	116.9	22.23	119.6	24.00
5.5岁	106.4	16.09	109.0	17.26	111.7	18.56	114.7	20.18	117.7	21.98	120.5	23.81	123.3	25.81
6岁	109.1	16.80	111.8	18.06	114.6	19.49	117.7	21.26	120.9	23.26	123.7	25.29	126.6	27.55
6.5岁	111.7	17.53	114.5	18.92	117.4	20.49	120.7	22.45	123.9	24.70	126.9	27.00	129.9	29.57
7岁	114.6	18.48	117.6	20.04	120.6	21.81	124.0	24.06	127.4	26.66	130.5	29.35	133.7	32.41
7.5岁	117.4	19.43	120.5	21.17	123.6	23.16	127.1	25.72	130.7	28.70	133.9	31.84	137.2	35.45
8岁	119.9	20.32	123.1	22.24	126.3	24.46	130.0	27.33	133.7	30.71	137.1	34.31	140.4	38.49
8.5岁	122.3	21.18	125.6	23.28	129.0	25.73	132.7	28.91	136.6	32.69	140.1	36.74	143.6	41.49
9岁	124.6	22.04	128.0	24.31	131.4	26.98	135.4	30.46	139.3	34.61	142.9	39.08	146.5	44.35
9.5岁	126.7	22.95	130.3	25.42	133.9	28.31	137.9	32.09	142.0	36.61	145.7	41.49	149.4	47.24
10岁	128.7	23.89	132.3	26.55	136.0	29.66	140.2	33.74	144.4	38.61	148.2	43.85	152.0	50.01
10.5岁	130.7	24.96	134.5	27.83	138.3	31.20	142.6	35.58	147.0	40.81	150.9	46.40	154.9	52.93
11岁	132.9	26.21	136.8	29.33	140.8	32.97	145.3	37.69	149.9	43.27	154.0	49.20	158.1	56.07
11.5岁	135.3	27.59	139.5	30.97	143.7	34.91	148.4	39.98	153.1	45.94	157.4	52.21	161.7	59.40
12岁	138.1	29.09	142.5	32.77	147.0	37.03	151.9	42.49	157.0	48.86	161.5	55.50	166.0	63.04
12.5岁	141.1	30.74	145.7	34.71	150.4	39.29	155.6	45.13	160.8	51.89	165.5	58.90	170.2	66.81
13岁	145.0	32.82	149.6	37.04	154.3	41.90	159.5	48.08	164.8	55.21	169.5	62.57	174.2	70.83
13.5岁	148.8	35.03	153.3	39.42	157.9	44.45	163.0	50.85	168.1	58.21	172.7	65.80	177.2	74.33
14岁	152.3	37.36	156.7	41.80	161.0	46.90	165.9	53.37	170.7	60.83	175.1	68.53	179.4	77.20
14.5岁	155.3	39.53	159.4	43.94	163.6	49.00	168.2	55.43	172.8	62.86	176.9	70.55	181.0	79.24
15岁	157.5	41.43	161.4	45.77	165.4	50.75	169.8	57.08	174.2	64.40	178.2	72.00	182.0	80.60
15.5岁	159.1	43.05	162.9	47.31	166.7	52.19	171.0	58.39	175.2	65.57	179.1	73.03	182.8	81.49
16岁	159.9	44.28	163.6	48.47	167.4	53.26	171.6	59.35	175.8	66.40	179.5	73.73	183.2	82.05
16.5岁	160.5	45.30	164.2	49.42	167.9	54.13	172.1	60.12	176.2	67.05	179.9	74.25	183.5	82.44
17岁	160.9	46.04	164.5	50.11	168.2	54.77	172.3	60.68	176.4	67.51	180.1	74.62	183.7	82.70
18岁	161.3	47.01	164.9	51.02	168.6	55.60	172.7	61.40	176.7	68.11	180.4	75.08	183.9	83.00

注：①根据2005年九省/市儿童体格发育调查数据研究制定　　参考文献：中华儿科杂志，2009年7期

②3岁以前为身长

首都儿科研究所生长发育研究室　制作

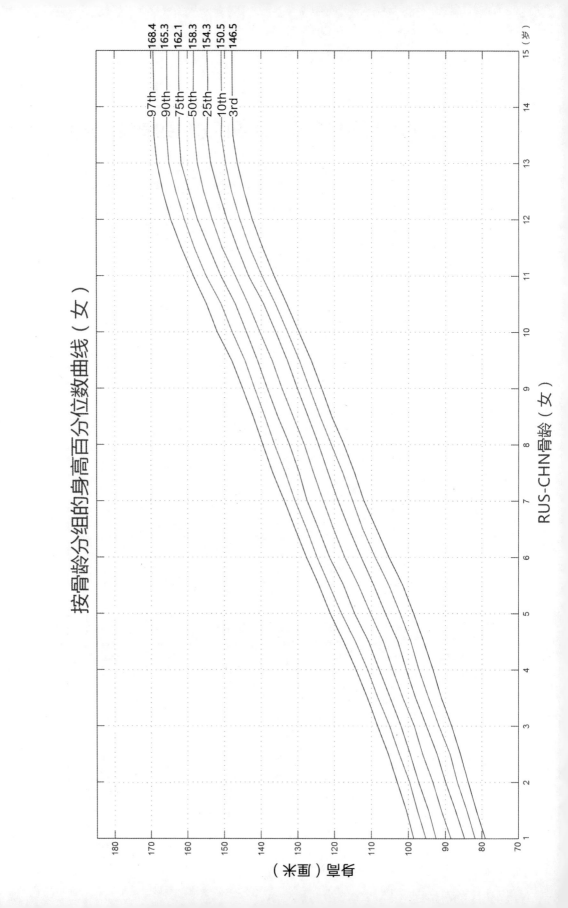

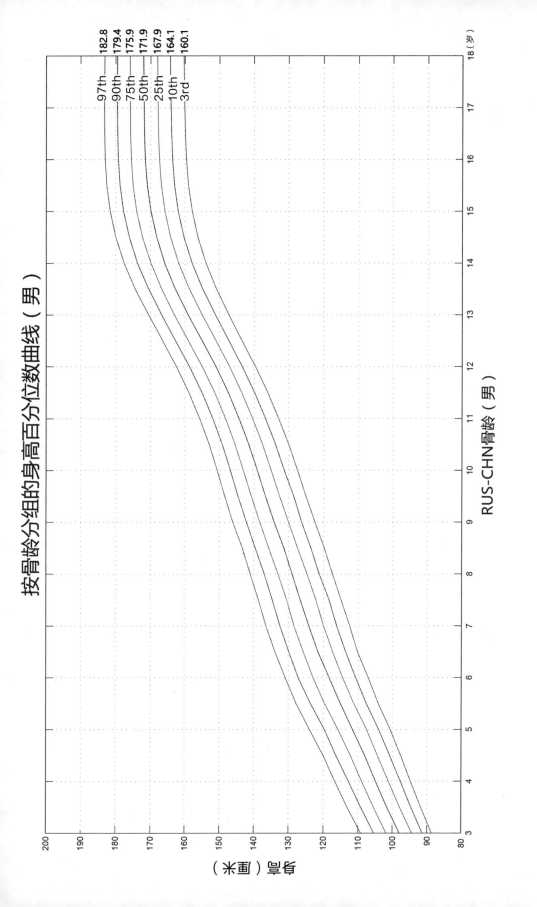

按骨龄分组的身高百分位数曲线（男）

RUS-CHN骨龄（男）

身高（厘米）

97th	182.8
90th	179.4
75th	175.9
50th	171.9
25th	167.9
10th	164.1
3rd	160.1